妙用黄精治百病

治百病

李济仁 主审

王维恒 编著

黄精
汲取大地中最淳厚之气
补气阴、调五脏、抗衰益寿
诚为极品补益药
精选黄精选方和食疗验方百余首

中国科学技术出版社
·北京·

图书在版编目（CIP）数据

妙用黄精治百病 / 王维恒编著. —北京：中国科学技术出版社，2019.10（2025.1 重印）
ISBN 978-7-5046-8362-5

Ⅰ．①妙… Ⅱ．①王… Ⅲ．①黄精－中药疗法 Ⅳ．① R282.71

中国版本图书馆 CIP 数据核字（2019）第 186550 号

策划编辑	焦健姿　刘　阳
责任编辑	焦健姿
装帧设计	华图文轩
责任校对	龚利霞
责任印制	徐　飞

出　　版	中国科学技术出版社
发　　行	中国科学技术出版社有限公司
地　　址	北京市海淀区中关村南大街 16 号
邮　　编	100081
发行电话	010-62173865
传　　真	010-62179148
网　　址	http：//www.cspbooks.com.cn

开　　本	850mm×1168mm　1/24
字　　数	77 千字
印　　张	5.25
版　　次	2019 年 10 月第 1 版
印　　次	2025 年 1 月第 5 次印刷
印　　刷	北京顶佳世纪印刷有限公司
书　　号	ISBN 978-7-5046-8362-5 / R·2431
定　　价	38.00 元

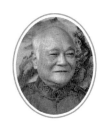

李济仁先生小传 |

　　李济仁先生，生于 1931 年。皖南医学院教授、附属弋矶山医院主任医师，首批全国 500 名老中医、首批国家名老中医学术经验继承人指导老师、首批中国百年百名中医临床家、首批国务院特殊津贴获得者，国家级非物质文化遗产"张一帖内科"代表性传承人，2009 年被授予"国医大师"荣誉称号。精擅内、妇科疑难杂症，尤擅痹病、痿病、肿瘤等顽疾的治疗，著有《济仁医录》等专著 20 余部，发表论文百余篇，并参编《内经知要通俗讲义》《中医基础理论》等高等院校规划教材。

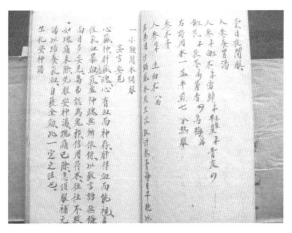

国医大师李济仁先生亲笔手抄方真迹

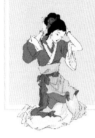

内 容 提 要

性味 · 功效 · 真伪鉴别 · 药用与养生常识 · 防病治病良方

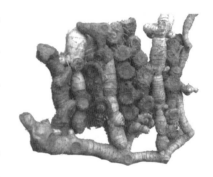

黄精汲取大地中最淳厚之气，是补气阴、调五脏、抗衰益寿的极品补益药。本书系统介绍了黄精的性味、功效、药用保健常识及多种疾病的黄精疗法，列举了100余首巧用黄精防病治病的良方，凸显"简、便、廉、验"之特色，是一部非常适合百姓养生保健参考的食疗科普书。

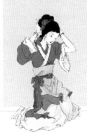

活学巧用黄精　妙治各科百病

目　录

性味　·　功效　·　真伪鉴别　·　药用与养生常识　·　防病治病良方

上篇　黄精妙用纵横谈

下篇 妙用黄精治百病

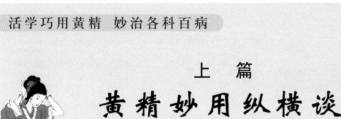

活学巧用黄精 妙治各科百病

上 篇
黄精妙用纵横谈

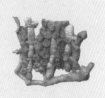

性味 · 功效 · 真伪鉴别 · 药用与保健养生 · 选购贮藏

【医家论述】

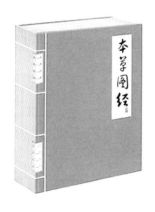

黄精南北皆有之，以嵩山、茅山者为佳。三月生苗，高一、二尺以来。叶如竹叶而短，两两相对。茎梗柔脆，颇似桃核，本黄末赤。四月开细青白花如小豆花状。子白如黍，亦有无子者。根如嫩生姜，黄色。二月采根，蒸过曝干用。今通八月采，山中人九蒸九曝作果卖，甚甘美，而黄黑色。江南人说黄精苗叶，稍类钩吻，但钩吻叶头极尖而根细。苏恭注云，钩吻蔓生，殊非此类，恐南北所产之异耳。初生苗时，人多采为菜茹，谓之笔菜，味极美，采取尤宜辨之。

——宋·苏颂《本草图经》

上篇
黄精妙用
纵横谈

黄精的美丽传说——药中之精

据传，古时有一个肺痨患者自感不能生存，就跑入深山准备自杀。谁知数年后他非但没有死，反而身体愈加强壮，声如洪钟，健步如飞，人们说他成了神仙。华佗行医路过此地，听后决心弄个明白。他遍访这里的名山大川，终于找到了这位"神仙"。得知他是长期食用一种开绿花、长黄根的植物后康复的。华佗捧起这具有补虚填精功效的植物，顺口说："真乃药中之精也！"于是就有了"黄精"这一药名，并一直流传下来。

《本草纲目》草部第十二卷引徐铉《稽神录》中，还记载了这样一个传奇故事：在临川，一个土家财主的丫鬟，因躲避财主逼婚，逃入深山之中，以野菜、野果为生。后来她发现一种野草长得可爱，取其根吃了，很久不感觉饥饿。一天夜间她在大树下休息，听到草丛有动静，以为老虎来袭，于是急忙跳起，竟腾空而上飞到了树上。天亮后下来，她发现自己的身体竟然轻如飞燕，凌空而去，活像飞鸟一般。几年后，财主家的仆人上山拾柴碰到她，想抓住她，就到山崖陡峭处撒网包围，哪知她一会儿就跃上了山顶。有人说此女是否是神仙投胎？其实不过是吃了一种"灵药"而已。

于是这家人以酒为诱饵放置在她来往的路上，此女喝了酒未能逃走。她被捉住后，讲述了她以上"特异功能"发生的缘由，并认定是吃了一种奇异野草的根，这种草就是"黄精"！

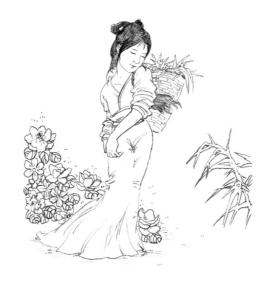

还有一则无瑕禅师与黄精的故事，也说明黄精有益寿之功。无瑕禅师24岁时在山西五台山出家，法名海玉。2年后他开始游历天下名山大川，后在九华山结庐隐居，刻苦修行。无瑕在九华山中隐居了百余年，不带徒弟，不见人，126岁时圆寂。后来崇祯帝派朝中王尚书前来九华山进香，遍查附近山洞，才发现已经坐化了3年的无瑕禅师的真身，其肉身已干枯，身旁有血经81本和身世自传书1卷。同年，崇祯帝派人送去御笔亲提的"应身菩萨"匾额，并以金粉涂身。

无瑕禅师长期隐居深山，缺粮少食，何以能活到126岁呢？原来，他是靠吃黄精、野果、丹参之类食物而得以生存。传言，后来无瑕禅师可连续几天不进食，只吃黄精，并且每隔20日放一次血。他先后花费38年时间用血写成了81本《大方广佛华严经》。如今，这部血经还陈列在九华山寺内。

　　在古今诗词中，对黄精益寿之功赞誉颇多，如唐代诗人杜甫曾有"扫除白发黄精在，君看他年冰雪客"的名句。杜甫酷爱种药。他在秦州时，见到太平寺泉水下流，就联想到此地如开辟一块药圃一定很好，随即赋诗："何当宅下流，余润通药圃。三春湿黄精，一食生毛羽。"

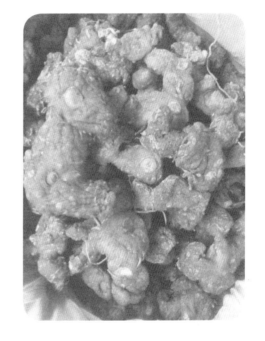

　　宋代《日华子诸家本草》论曰："黄精单服，九蒸九曝，食之驻颜断谷。"黄精，在古代养生学家乃至医学家的眼中，确是一味神奇的延年益寿之品，甚至有"久服成仙"之说。

上篇

黄精妙用
纵　横　谈

百家盛赞黄精功

黄　精

【释名】为百合科植物滇黄精、黄精或多花黄精的干燥根茎。又名老虎姜、鸡头参、黄芝、仙人余粮、救穷草、野生姜龙御、垂珠。

【性味归经】味甘，性平。归肺、脾、肾经。

【功能主治】滋肾润脾，补脾益气。用于阴虚肺燥，干咳少痰，以及肺肾阴虚的劳嗽久咳；肾虚精亏的头晕，腰膝酸软，须发早白及消渴等。

【用法用量】煎服，10 ～ 30克。熬膏或入丸、散。

【注意事项】中寒泄泻、痰湿痞满、气滞者禁服。

黄精系常用中药材，《国家药典实用中药手册》将其归属补气药类，凌一揆等主编的高等医药院校教材《中药学》将其归属补阴药类，故此黄精当属气阴双补之品。李时珍在《本草纲目》中谓："黄芝、戊己芝、菟竹……黄精为服食要药，故《别录》列于草部之首，仙家以为芝草之类，以其得坤土之精粹，故谓之黄精。"又云："黄精受戊己之淳气，故为补黄宫之胜品。土者万物之母，母得其养，则水火既济，木金交合，而诸邪自去，百病不生矣。"《神仙芝草经》云："黄精宽中益气，使五脏调良，肌肉充盛，骨髓坚强，其力增倍，多年不老，颜色鲜明，发白更黑，齿落更生。"戊己为土，是说黄精汲取了大地中最淳厚之气；黄宫为脾，脾为后天之本，土者万物之母，所以黄精是补气阴、调五脏、充肌肉、坚骨髓、抗衰益寿的"胜品"——补益药中的极品。

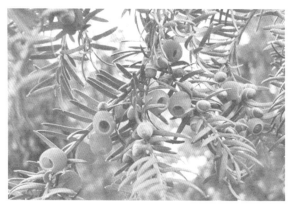

◇黄精原生态——多花黄精

黄精有着特殊的滋补作用，古时流传，许多黄精滋补创造的奇迹。三国时嵇康在《与山巨源绝交书》中就曾云："又闻道士遗言，饵术黄精，令人久寿，意甚信之。"西晋人张华在其《博物志》中记载："黄帝问天老曰：天地所生，有食之令人不死者乎？天老曰：太阳之草名黄精，食之可以长生。"这些都说明古代名流雅士深信黄精有益寿延年之功。

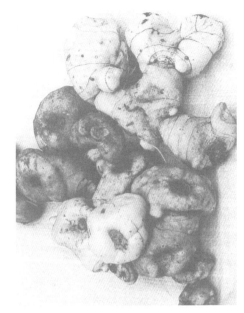

◇黄精鲜品

中医学认为，黄精能调补五脏。

◎调补脾脏

黄精与党参、白术、茯苓等药物同服，可补益脾胃，增强食欲。

◎调补肺脏

可将黄精用冷水泡开，加入冰糖用文火煎煮服用，治疗肺燥引起的咳嗽、咯血。

◎调补肾脏

可将等份黄精与枸杞子，捣细后做成药丸服用。有滋补肾精、健肾强腰的功效。

◎调补心脏

以黄精配熟地黄、当归、远志、丹参等药物服用，可补养心血，治疗神经衰弱、失眠、心悸、健忘等病症。

◎调补肝脏

黄精与决明子、蔓荆子同用，可治疗肝阴不足引起的胁肋疼痛、头晕目眩、视力减退等病症。

近代医学对黄精重新认识与开发，走出了黄精滋补的圈子，使黄精的药理作用更为广泛地应用于临床。

现代科学测定，黄精根状茎的化学成分，主要含有烟酸、醌类、淀粉、糖分等物质，糖分含量高达40%。据试验：每100克黄精粉含蛋白质70.2克，脂肪6.5克，淀粉25.1克，以及天冬氨酸、高丝氨、毛地黄毒苷等。其药用价值引起了人们极大的关注。经测定，黄精至少含有17种氨基酸，其中必需氨基酸含量为3.66%，人体必需氨基酸如赖氨酸、苏氨酸的含量也较高，这说明黄精所含氨基酸都具有较高的营养作用；同时还含有各种无机元素，如铁18.8%，锌36.7%，铜9.84%，锰18.8%。其中，铁参与血红蛋白的合成。黄精还含有维生素C、维生素B，并且其含量均高于一般的传统水果。其他成分如水分79.36%，粗灰4.1%，粗纤维3.39%，可溶性蛋白质 0.52%，淀粉 0.2%，水溶性多糖 1.87%，还原糖 8.88%，非还原糖 58.1%，全糖 67.04%。黄精所含的多种成分决定了它在临床应用的地位，而黄精的提取液药用价值更高，备受临床医生的青睐，使它在临床应用中涉及范围越来越广。

黄精具有抗氧化、增强人体免疫功能，以及提高机体耐缺氧能力的功效。动物实验证明黄精能明显推迟雄性大鼠生殖状态老年性变化过程，临床常用单味黄精水煎服，以治疗药物治疗后引起的白细胞降低、再生障碍性贫血，并用于抗疲劳、抗衰老的保健治疗。动物实验表明，黄精煎剂，20% 浓度浸泡桑叶喂养家蚕，有延长家蚕幼虫期的作用。

黄精有降低麻醉动物血压、兴奋心肌、增强心肌收缩力、增加冠状动脉血流量的作用。临床常以黄精、赤芍水煎服治疗冠状动脉供血不足，改善心律失常，治疗高血压。

动物实验表明，黄精煎剂用于高脂血症的动物，可使动物的三酰甘油、脂蛋白、胆固醇明显下降，可改善血液流变参数和动脉粥样硬化病灶。临床常用黄精、山楂代茶饮治疗脂肪肝、高脂血症。

黄精具有一定的抗菌作用。实验证明黄精对伤寒杆菌、金黄色葡萄球菌、抗酸杆菌、真菌、单纯性疱疹病毒有明显的抑制作用，临床常用含黄精的酒精浸泡液外用治疗皮肤病。

黄精可降低肝脏中的环腺苷酸的含量（糖尿病患者体内的环腺苷酸含量过高，使胰岛素不能充分发挥作用），扩大胰岛素的功能效应，辅助调整血糖，所以黄精浸膏对血糖过高有显著的抑制作用。

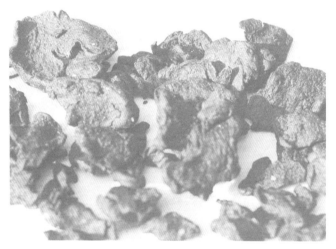

◇黄精（中药饮片）

黄精在临床中应用广泛，通常用以单方或验方。但因剂量无严格的标准，导致疗效不甚理想。如黄精水浸出液可降低麻醉动物的血压；0.15%黄精醇可使动物心肌收缩力增强，但对心率无明显影响，而0.4%黄精醇可使动物心率加快，从而达到双向调节以增强心肌收缩力，增加冠状动脉血流量；100%的黄精煎液用于高脂血症的动物，可使动物的三酰甘油、脂蛋白、胆固醇明显下降，可改善血液流变参数和动脉粥样硬化病灶；黄精提取液（1∶320）对伤寒杆菌、金黄色葡萄球菌、抗酸杆菌有抑制作用。故如何规范黄精的临床用药剂量对黄精今后的研发有着重大意义和价值。

目前，许多发达国家（如日本、美国、法国等）都投入了大量人力、物力、财力，用现代科技手段研究具有疗效的食品。尤其是日本更看重研究我国的传统食品，如北京生产的"黄精鸡丁"就是应日本需求而烹制的。早在唐代，人们就将黄精作为食物，这在《食疗本草》《救荒本草》等古籍中均有记载，并记录了黄精的不同制法，如黄精饼、黄精丸等。现在有些地区的人们，将黄精的根状茎挖出，洗净，切成薄片，直接用来蒸食、煮粥、炒食或做汤，如黄精当归鸡蛋汤、黄精炖瘦肉、黄精炖冰糖等。若能将黄精作为保健食品进行开发利用，则对拓宽人类食源，提高人体免疫水平，增加血管韧性，延缓衰老，预防心血管疾病、糖尿病、高血压病、老年性多发病、临床常见病等具有重要意义。

上篇

黄精妙用

纵横谈

养生益寿的美味黄精食谱

　　黄精历来被视为益寿驻颜的珍品。如《太平圣惠方》中的黄精成地仙方（黄精1500克，炒黑豆适量，将黄精洗净，浓煎取汁，熬成膏，加黑豆末和匀，每服10克，每日3次），对中年早衰、老年体弱者，能补脾肾、益精血、壮筋骨、乌须发。《圣济总录》中的二精丸（黄精、枸杞子各500克，研细为末，炼蜜为丸，如梧桐子大，每服30丸，每日3次），对老年精血衰少、气虚无力者，可助气固精、补镇丹田、活血驻颜。

　　《全国中药成药处方集》中的九转黄精丹（黄精、当归各500克，用黄酒1斤浸透蒸黑为度，研细末，炼蜜为丸，每日早、晚各服10克），能补肝肾、调血脉、和气血、壮筋骨，适用于中老年筋骨衰弱、面黄肌瘦、脏腑虚损者，是常用的抗衰老方剂。

　　下面介绍数则家常黄精养生益寿食谱，以飨读者。

黄精鳝片补虚损强筋骨

　　◎黄精10克，鳝鱼600克，莴笋150克，生姜10克，黄酒30克，淀粉 20 克，盐 5 克，白砂糖 6 克，味精 2 克，胡椒粉 3 克，香油 10 克，植物油 15 克。

制作：黄精用温水洗净，剁成细蓉。鳝鱼，宰杀洗净，片成薄片。生姜洗净，剁成姜末；莴笋剥去皮，切片。将黄精蓉、盐、味精、胡椒粉、白砂糖、黄酒、淀粉调成汁。净锅置火上，放油烧至七成热，下鳝鱼片爆炒。快速滑散，随即下姜末、莴笋片炒几下。倒入调好的汁勾芡，淋上香油装盘。本品具有补虚损、强筋骨之功效，可使皮肤光滑、肌肉丰满。

大枣黄精炖猪肘益气壮骨

◎猪肘 750 克，大枣（干）30 克，黄精 20 克，大葱 15 克，姜 10 克，盐 5 克，味精 2 克。

制作：将猪肘刮洗干净，放入沸水锅内焯去血水，捞出洗净待用。葱、姜洗净，拍破备用。将黄精切成薄片，装入纱布包中，扎好袋口。大枣洗净去核。将以上诸原料一起置于砂锅中，加入适量清水煮沸后，

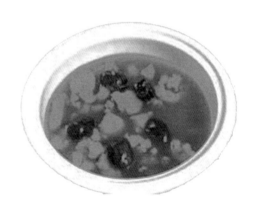

撤去浮沫。改用文火煨至猪肘熟烂，加入盐、味精等调味即可。本品具有补中益气、强筋骨之功效，适合骨质疏松症患者食用。

黄精猪肘煲健脾益气

◎猪肘 500 克，黄精 20 克，党参 10 克，豆蔻 2 克，大枣（干）20 克，大葱 10 克，姜 10 克，酱油 15 克，黄酒 15 克，盐 4 克，味精 2 克，胡椒粉 2 克。

制作：将猪肘洗净，剔去大骨，摘去杂质，刮去油腻，焯水，用温水洗净血沫，切块备用；黄精、党参、豆蔻、大枣洗净待用；葱、姜洗净分别切段、片备用。锅内倒适量清汤，放黄精、党参、豆蔻、大枣、葱段、姜片、猪肘块、黄酒、酱油，大火烧开。改小火煲 3 小时，放入盐、味精、胡椒粉即可。本品既能益气健脾，温中和胃，又能美容养颜，适合面色无华，食欲缺乏，慢性胃炎等人群食用。

首乌百合黄精粥益肾润肺

◎糙米 100 克，百合（干）25 克，何首乌 20 克，黄精 20 克，白果（干）10 克，大枣（干）15 克，蜂蜜 30 克。

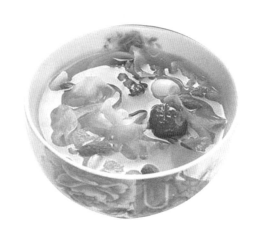

制作：何首乌、黄精洗净，放入纱布袋中包好；糙米洗净，用冷水浸泡4小时，捞出沥干水分。百合去皮，洗净切瓣，焯水烫透，捞出沥干水分。白果去壳，切开，去掉果中白心。大枣洗净备用。锅中加入约1000毫升冷水，先将糙米放入，用旺火烧沸后放入百合、何首乌、黄精、白果、大枣，然后改用小火慢煮成粥。待粥凉以后加入蜂蜜调匀，即可盛起食用。本品益肾润肺，敛肺定喘，止带缩尿。适合慢性支气管炎咳喘、老年性夜尿频多、女性带下频频的患者食用。

灵芝黄精蹄筋汤养颜益寿

◎猪蹄筋100克，灵芝15克，黄精15克，黄芪18克，食盐2克，黄酒5克，大葱5克，姜3克，胡椒粉1克。

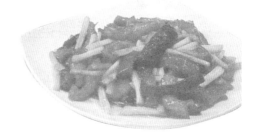

制作：灵芝、黄精、黄芪分别洗净，用水润透，切片，用纱布袋装好扎口。葱、姜拍碎。蹄筋放钵中，加适量水，上笼蒸约 4 小时后，待蹄筋酥软时取出，再用冷水浸漂 2 小时，剥去外层筋膜，洗净切成长条。待蹄筋熟烂，拣出药袋，加姜、葱、盐、胡椒粉调味即成。佐餐食用。本品补肾益气，强筋壮骨，养颜益寿。

按： 方中猪蹄筋含有丰富的胶原蛋白质，能增强细胞代谢功能，使皮肤更富有弹性和韧性，延缓皮肤衰老。猪蹄筋还具有强筋壮骨之功效，对腰膝酸软、身体瘦弱者有很好的补益作用；有助于青少年生长发育和减缓中老年妇女骨钙流失的速度。

枸杞黄精炖鸽肉滋补肝肾

◎鸽子肉 300 克，枸杞子 20 克，黄精 30 克，盐 2 克，黄酒 5 克，味精 1 克。

制作：将白鸽活杀，去毛及内脏，洗净。取枸杞子、黄精用纱布包好，塞入鸽腹中，共置砂锅中，用旺火煮开，撇去浮沫，改小火煨

1 小时，加黄酒、盐、味精，再煮片刻起锅。制作要诀：最好用雌鸽，雌鸽的性激素分泌旺盛，可扶助阳气。本品补肝肾，益气填精。适合有肝肾虚弱症状者食用。

🪷 汽锅虫草乌鸡秘精益气

◎乌骨鸡 1000 克，冬虫夏草 10 克，黄精 5 克，熟地黄 5 克，党参 10 克，玉兰片 5 克，香菇（干）3 克，黄酒 5 克，盐 5 克，味精 2 克。

制作：把乌骨鸡宰杀，煺毛除内脏，用清水洗净，用刀切成块。将冬虫夏草、黄精、熟地黄、党参，一起入水中洗净。玉兰片、香菇用温开水泡开并洗净。鸡块、冬虫夏草、黄精、熟地黄、党参、玉兰片、香菇均放入高压锅里，加入黄酒，再加少许清汤。置火上蒸 18 分钟。食前，加入盐、味精调味即成。本品具有秘精益气，延年益寿之功效。

🪷 益寿鸽蛋汤补肾抗衰

◎鸽蛋 100 克，制黄精 10 克，枸杞子 10 克，龙眼肉 10 克，冰糖 50 克（冰糖的用量可视口味增减）。

制作：枸杞子、龙眼肉、制黄精均洗净切碎，待用。冰糖敲碎，装在

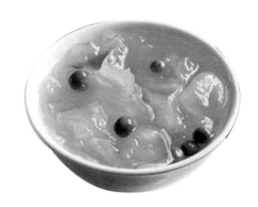

碗内。锅置中火上，注入清水约750毫升，加入以上3味药物同煮至沸后约15分钟，再把鸽蛋打破后逐个下入锅内，同时将冰糖屑下入锅中，同煮至熟即成。每天服1剂，连服7天。本方将枸杞子、龙眼肉、制黄精同用，能补肝肾、益气血。鸽蛋营养丰富，能补肾强身。再以冰糖调味，增其甜度，并能增强润肺滋阴的效果。对肺燥咳嗽、气血虚弱、智力衰退等症有疗效。本方可作肾虚腰痛、面黄羸瘦、年老体衰者的保健膳食。宜忌：外感实邪、内有痰火、湿滞者忌用此汤菜。

黄精当归鲍鱼汤补血养颜

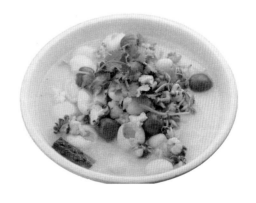

◎ 鲍鱼150克，黄精40克，当归20克，大枣（干）100克，盐3克。

制作：新鲜鲍鱼去壳，去污秽部分，用水洗净，切片。当归切片，与黄精用水洗净。大枣用水洗净，去核。将材料全部放入炖盅内，加入凉开水，盖上盖，放入锅内，隔水炖5小时。加盐调味，即可饮用。此汤佐膳，可补血养颜，尤其适用于血虚体弱，经常头晕眼花，面色苍白，精神不振者，男女均可食用。如肝血虚、眼干涩、视物模糊、精神疲乏者，可用此汤佐餐。

五味养生鸡益精血防早衰

◎母鸡 1500 克，黄精 50 克，枸杞子 50 克，女贞子 50 克，何首乌 50 克，墨旱莲 50 克，大葱 5 克，姜 10 克，黄酒 15 克，盐 5 克，味精 2 克。

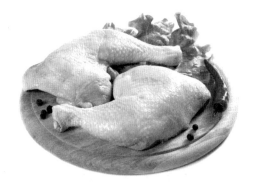

制作：将黄精、枸杞子、女贞子、何首乌、墨旱莲洗净，切碎，装入纱布袋中，封口备用。将鸡宰杀，去毛及内脏，在沸水锅中焯去血水，漂净。葱切段，姜切片。锅中置入清水 3000 毫升，放入药物袋文火煎 1 小时。再加入鸡，用旺火烧沸后移至小火煮 3 小时,且各部位均应在药汁中煎煮 1 小时以上。鸡酥烂后去药袋，加入葱段、姜片、黄酒、盐、味精，旺火煮沸即可。本品具有滋阴养血，补肝肾，益精血之功效，常用于须发早白、头晕眼花等肝肾精血不足之早衰症人群。

注意：宜少量多餐，不宜过量进食，常食有益。消化不良者慎用，禁忌与猪血、萝卜及大量葱、蒜同食。

舒心驻颜老汤抗衰益寿

◎羊尾骨（连尾）1条，羊排肉550克，黄精8克，枸杞子5克，南姜2片，西红柿2个；冰糖适量，料酒50毫升，豉油、麻油各数滴，盐少许。

制作：羊尾骨、羊排肉洗去血污，沥干，斩件。将骨块、肉块与南姜一起下油锅炒干，稍后倒入料酒、豉油，再炒一下。往锅中加入适量清水，投入冰糖。待水沸后，撇去上面的浮沫，移入砂锅。黄精、枸杞子随之放入砂锅，用文火煲至肉熟烂为止。食用时除去黄精药渣，调入盐，滴入麻油。西红柿切片拌食。本品具有温阳益气，补肾填精，舒心驻

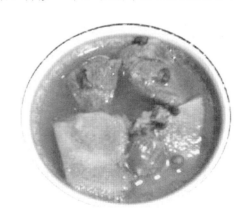

颜之功效。常服抗衰益寿，特别适合中老年人冬季温补。

黄精酒益血养脾乌须发

◎取黄精 200 克，苍术 200 克，枸杞根 250 克，柏叶 250 克，天冬 150 克，糯米酒 5 升。

制作：先用 500 毫升水煮上述诸药，煎煮 2～3 小时后，去渣取液，将药液兑入酒中，再上锅煮约 30 分钟，然后装入器皿中密封备用。每日饮 2 次，每次 10～30 毫升。本方能益血养脾，乌头发、胡须，养心气，减烦躁，主治虚劳羸瘦、面色萎黄、食欲缺乏、心烦气急、失眠多梦、心悸怔忡，以及糖尿病和更年期综合征等。

黄精采收、贮藏及鉴别

　　黄精生于山地林下、灌丛或山坡的半阴处。多花黄精生于山林、灌丛、沟谷旁的阴湿肥沃土壤中，或人工栽培。通常于栽后3年收获。9－10月挖起根茎，去掉茎杆，洗净泥沙，除去须根和烂疤，蒸到透心后，晒干或烘干，密封贮藏。

　　根据原植物和药材性状的差异，黄精可分为姜形黄精、鸡头黄精和大黄精三种。姜形黄精的原植物为多花黄精，鸡头黄精的原植物为黄精，而大黄精（又名碟形黄精）的原植物为滇黄精。三者中以姜形黄精质量最佳。

◆ 鸡头黄精

　　根茎结节状。一端粗，类圆盘形，一端渐细，圆柱形，全角略似鸡头，长2.5～11厘米，粗端直径1～2厘米，常有短分支，上面茎痕明显，圆形，微凹，直径2～3毫米，周围隐约可见环节；细端长2.5～4厘米，直径5～10毫米，环节明显，节间距离5～15毫米，有较多须根或须根痕，直径约1毫米。表面为黄棕色，有的半透明，具皱纹；圆柱形处有纵行纹理。质硬脆或稍柔韧，易折断，断面黄白色，颗粒状，有众多黄棕色维管束小点。

气微，味微甜。

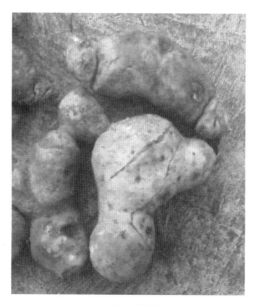

◇鸡头黄精

◆ 多花黄精

根茎连珠状或块状，稍带圆柱形，直径 2～3 厘米。每一结节上茎痕明显，圆盘形，直径约 1 厘米。圆柱形处环节明显，有众多须根痕，直径约 1 毫米。表面黄棕色，有细皱纹。质坚实，稍带柔韧，折断面为颗粒状，有众多黄棕色维管束小点散列。气微，味微甜。

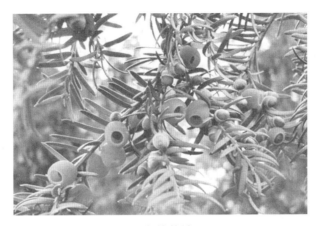

◇多花黄精

◆滇黄精

根茎肥厚，姜块状或连珠状，直径2～4厘米或以上，每一结节有明显茎痕，圆盘形，稍凹陷，直径5～8毫米；须根痕多，常突出，直径约2毫米。表面为黄白色至黄棕色，有明显环节及不规则纵皱。质实，较柔韧，不易折断，断面为黄白色，平坦，颗粒状，有众多深色维管束小点。气微，味甜，有黏性。

黄精均以块大肥润、色黄、断面呈角质透明者为佳。

黄精的中药处方名有生黄精、黄精、熟黄精、甜黄精、制黄精、酒黄精等。其中生黄精为原药材去杂质、润透切片入药者。

处方中写黄精指熟黄精，又称制黄精。为净黄精润软反复蒸2～3次后晒干切片入药者。

　　甜黄精又称乌黄精，为净黄精九蒸九曝后入药者，具有减缓咽喉刺激、增强补益作用的功效。

　　酒黄精又称炙黄精，为净黄精加酒和黑豆等辅料蒸后切片晒干入药者，兼有通经络之功。

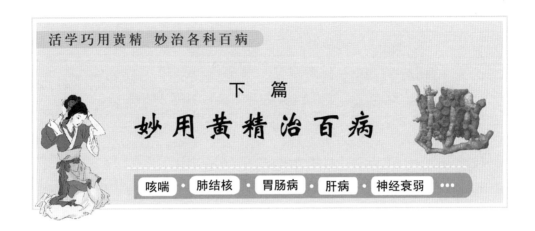

活学巧用黄精 妙治各科百病

下 篇

妙用黄精治百病

咳喘 · 肺结核 · 胃肠病 · 肝病 · 神经衰弱 ···

【医家论述】

（黄精）补中益气，除风湿，安五脏。久服轻身延年不饥。

——梁·陶弘景《名医别录》

（黄精）补五劳七伤，助筋骨，耐寒暑，益脾胃，润心肺。单服九蒸九曝食之，驻颜断谷。

——《日华子诸家本草》

（黄精）补诸虚，止寒热，填精髓，下三尸虫。

——明·李时珍《本草纲目》

妙用黄精治咳喘

下 篇
妙用黄精
治 百 *病*

 ### 黄精一朵云治久咳不愈

◎老虎姜（黄精）9克，一朵云9克。煨水服。（《贵州草药》）

注：一朵云，即华东阳地蕨，为阳地蕨科植物华东阳地蕨的全草。清热解毒、润肺祛痰。用于治疗小儿高热抽搐、瘰疬疖肿、痈肿疮毒、外感风热、咳嗽咳痰。

黄精沙参治肺燥咳嗽

◎黄精15克，北沙参12克，杏仁、桑叶、麦冬各9克，生甘草6克。水煎服。（《山东中草药手册》）

金水交泰汤治肺心病

◎南沙参50克，黄精30克，紫苏子30克，赤芍30克，木蝴蝶10克，地龙 12 克，制南星 15 克，葶苈子 15 克，黄芩 30 克，甘草 15 克，沉香 6 克（为末，分 6 次冲服）。

用法：水煎服。第 1 次加水适量，煎沸 15 分钟后取汁；再加水适量煎沸 20 分钟取汁；再加水适量煎沸 25 分钟取汁。二煎药汁合在一容器内摇匀后分 6 次服。病重者日三夜一服，病轻者日三服。药汁混合后趁温服 1/6，余汁置冰箱内分 5 次加热后温服。

功效：养阴益气，清热化痰，降气活血，纳气归肾。

主治：由于喘咳反复发作，日久不愈，以致五脏功能失调，气血津液运行敷布障碍，喘、咳、痰三症常见，甚则饮溢皮下形成水肿者。肺气肿、肺源性心脏病不兼外感者均适用本方。（《名老中医效验秘方精选·续集》）

按：本方用南沙参养阴补肺；甘草益气祛痰；黄精一药，《本草从新》谓其"入心、脾、肺、肾四经"，具有气阴并补之功。三药合用，补其既虚之脏，使其本固则足以抗邪。紫苏子、制南星性味辛温，燥湿化痰；地龙、葶苈子性味辛寒，通络泻肺。两组药一阴一阳，一缓一峻，使水饮得化，顽痰可蠲。痰浊蕴肺，易于化热，阻闭气道，故用黄芩清肺泄热，防止化火刑金；木蝴蝶宽胸快膈，疏通气道壅闭。痰凝则气滞，气滞则血瘀，故用赤芍活血通瘀；母病及子，肺病则肾虚，肾虚则难纳气，故用沉香以纳气归肾。全方补泻并施，清温并用，治上顾下，标本兼赅，共奏扶正以祛邪、祛邪以扶正之效。

 专家提示

　　本方宜长期服用，病减勿停服。只在方中去葶苈子，减紫苏子、地龙、黄芩、赤芍、甘草量之半，另加白术15克、女贞子10克增强肺脾肾功能，抗御外邪，减少复发。

　　心悸气短较甚者，南沙参加至100克，葶苈子加至30克。

　　痰多咳嗽不爽者，制南星加至30克。

　　长期应用激素者，甘草可用至30克，酌减或停服激素，并逐减甘草量。

　　痰瘀阻碍肺气，瘀滞心肺而见唇甲发绀、胁下痞块等症者，加桃仁、五加皮。

　　阳虚水泛而见面浮胫肿者，减甘草量，加茯苓、附片。

　　心阳欲脱者，加人参或合生脉散再加附子龙骨。

　　痰蒙清窍，神志恍惚、时清时乱者，加石菖蒲、远志。

黄精冰糖治肺阴不足

◎黄精30克,冰糖50克。将黄精洗净,用冷水泡发3～4小时,放入锅内,再加冰糖、清水各适量,用大火煮沸后,改用文火熬至黄精熟烂。每日2次,吃黄精喝汤。适宜用于肺阴不足所致的咳嗽痰少,干咳无痰,咯血患者。

黄精粥治咳嗽咽干

◎黄精30克,粳米100克。黄精煎水取汁,入粳米煮至粥熟。加冰糖适量吃(源于《饮食辨录》)。本方重用黄精以滋养脾肺。用于阴虚肺燥,咳嗽咽干,脾胃虚弱。

黄精百合梨治干咳少痰

◎黄精20克,百合20克,梨(切片)1个,水煎去渣,加蜂蜜适量饮服。适用于口燥咽干,干咳少痰者。(民间验方)

黄精川贝母防治喘证

【病案举例】彭某,男,40岁。咳嗽、气喘反复发作8年,发则气急喘咳,少痰，胸闷憋气，甚则张口抬肩，头目昏眩。肺部听诊常可闻及哮鸣音。患者多在春夏季发作，亦可因刺激性气体而诱发。西医诊断为慢性喘息性支气管炎。发作时投定喘汤，效果尚好。平素觉气短、乏力，活动后症状加重，影响正常工作，每年发作3～5次。根据病情及舌、脉象，辨证为肺气不足，伏痰于内，以黄精15克，川贝母6克，冬春季加防风；秋季加沙参10克，梨1个；夏季加金银花10克。水煎频服，每日1剂，10日为1个疗程，在季节交替前服用。服药近3年，咳喘未再发作，患者已正常工作，且过劳时亦无气短、乏力之感，对刺激性气味反应亦不敏感。［牟林茂．中医杂志，2000，41（9）：521］

按：肺主气，职司呼吸，外合皮毛，无论是卫气不固、感受外邪之实喘，还是肺虚失其主气功能的虚喘，都是肺脏功能下降所致。肺为娇脏，性喜润恶燥，不宜峻补，只宜缓图。黄精味平，兼补气阴，《本草纲目》谓其"补五劳七伤，耐寒暑，润心肺……久服轻身延年不饥"。用黄精补益脏腑，可使卫气充实，能预防喘证发作，其性味平和，长期使用不会发生不良反应。临证时，可根据不同的原发疾病、不同的发病季节及患者的个体差异，辨证选药配伍使用，可提高疗效。

蛤蚧虫草精贝膏纳气平喘

◎蛤蚧 50 克，冬虫夏草 15 克，黄精 30 克，川贝母 30 克，陈皮 15 克，蜂蜜 500 克。

制作：将蛤蚧（去头足研粉）、冬虫夏草、川贝母、黄精、陈皮，均研为细末后，同蜂蜜搅匀熬成稠膏，装瓶待用。每次服 2 汤匙，每日 2 次。本方具有益肺补肾，健脾理气，纳气平喘之功效。适用于老年慢性支气管炎，久病咳喘，喘促气短，动辄尤甚者。

下篇
妙用黄精
治百病

妙用黄精治肺结核

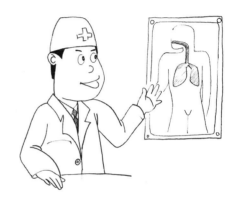

　　肺结核俗称"痨病"，中医称"痨瘵"。近百年来称为"肺痨"。肺痨是具有传染性的慢性消耗性疾病，主要以咳嗽、咯血、潮热、盗汗及身体逐渐消瘦等为其临床特征。

　　古代中医文献认为，肺痨为痨虫侵蚀于肺所致，为传染性疾病，病程较长。隋代《诸病源候论》命名为肺劳。宋代《三因方》与《济生方》都有痨瘵篇，明确了肺痨与虚劳等疾病的不同。《仁斋直指方》已提到治瘵疾须杀瘵（痨）虫。元代葛可久著《十药神书》，为治疗肺痨的第一部专著。《丹溪心法》确认肺痨属阴虚之证，治以滋阴降火。明代《医宗必读》提出治疗肺痨须同时施以杀虫与补虚。

　　动物实验证实，黄精治疗豚鼠实验性结核病，有明显延长寿命、增加体重、改善症状及减轻病灶的作用，与异烟肼（雷米封）的疗效近似。黄精在体外虽有一定的抑制结核杆菌之作用，但在体内的浓度究竟多少才能达到有效抑菌，尚待研究。

冰糖炖黄精治肺结核咯血

◎鲜黄精根头 60 克，冰糖 30 克。开水炖服。治肺痨咯血，又治女子赤白带。（《闽东本草》）

黄精白及丸治肺结核咯血

◎黄精 500 克，白及、百部各 250 克，玉竹 120 克。共研细粉，炼蜜为丸，每次服 9 克，每日 3 次。用于肺结核咯血。

黄精炖猪肉治肺结核

◎黄精 15～30 克，猪瘦肉 100 克。将黄精与猪肉共炖烂，酌加调味品服食，每日 1 剂。治肺结核，病后体虚。（《湖南农村常用中草药手册》）

健肺丸治肺结核

◎黄精、百部、白及、玉竹各 125 克，穿心莲 200 克，葎草 500 克。

共研细末，炼蜜为丸如梧子大。每次 3 克（约 30 丸），每日 3 次，温开水送服。化痰止咳，生津止血。适用于各型肺结核患者。（《古今名方》）

 ## 黄精膏治肺结核

◎取黄精 2500 克，经蒸晒干燥，洗净，切碎，加水 5 倍，用文火煎熬 24 小时，滤去渣，再将滤液用文火煎熬，不断搅拌，待熬成浸膏状，冷却，装瓶备用。一般 2500 克黄精可制黄精浸膏 500 克，每毫升相当于黄精 5 克。每日 4 次，每次 10 毫升。3 个月为 1 个疗程。本方对浸润型肺结核、空洞型肺结核有良效，并能增加体重和改善临床症状。[中医杂志，2001（1）：11]

按：临床观察 19 例，均属浸润型肺结核，其中浸润期 9 例，浸润溶解期 2 例，溶解播散期及吸收好转期各 1 例，静止期 6 例。两侧病变者 11 例，有空洞者 6 例，经单独内服黄精浸膏 2 个月后，病灶完全吸收者 4 例，吸收好转者 12 例，无改变者 3 例。6 例空洞，2 例闭合，4 例有不同程度的缩小。痰集菌检查多数转阴，血沉绝大部分病例均恢复正常值。体重及临床症状也有所改善。

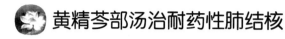

黄精芩部汤治耐药性肺结核

【病案举例】沈某,女,20岁。1992年患肺结核,咯血。曾在市县两地医结防专科医院治疗,已治疗3个疗程,做过2次药敏试验,更改治疗方案3次,仍间断性咯血,消瘦,低热,纳食差。嘱暂停西药,服黄精50克,黄芩20克,百部30克,水煎服,每日1剂。连服半个月,自觉症状明显改善,续服上方2个月余。1995年年初,胸透、痰检各项指标正常,身体康复如初,已婚,随访2年余,未见异常。[王丽初.中医杂志,2000,41(9):521]

按:黄精治疗肺结核除对耐药菌有抑制作用外,还与其和中益气、润心肺、安五脏、填精髓等功效有关,切中肺结核本虚标实的病机,具有见效快、疗程短、无化学抗结核药物副作用的特点,值得推广。

继后有人用此方治疗5例浸润型肺结核,其中浸润期3例,浸润溶解期及溶解播散期各1例,两侧病变1例,空洞形成2例。咯血或空洞形成用药汁冲服白及粉10~15克,临床症状消失期用上药研粉制水丸,每次9克,每日3次。病灶吸收及痰检转阴后巩固1个月。经治疗3~4个月后,2例空洞闭合,5例病灶吸收,痰检转阴,随访1年以上没复发。

黄精夏枯草汤治肺结核

◎黄精、夏枯草各 15 克，北沙参、百合各 9 克，百部 12 克。水煎服。

《安徽中草药》

 专家提示

肺结核病人应以高蛋白、高维生素、高纤维素、高热量、低脂肪的饮食为主，尤其要注意忌口。

病灶处于进展期、结核中毒症状明显者，宜摄取清淡、营养丰富、容易消化的食物。因为结核病是一种慢性消耗性疾病，配合医生治疗时，更重要的是增加营养，以弥补因疾病所导致的消耗，有利于身体组织的修复。

比较适合肺结核病人的食物包括鸡肉、瘦肉、蛋类、豆制品、小米、玉米、大枣、银耳、百合、栗子、白果，以及新鲜的蔬果，如白菜、藕、黄瓜、西瓜、苹果、梨等。

进食多少要根据个人的情况而定，主

食、肉、蛋、蔬菜、汤要注意搭配好，多吃一些水果，不要偏食。

特别要注意忌口，避免吃油炸、油腻和辛辣刺激性食物，如胡椒、辣椒、花椒等。

切记：戒酒色，息妄想，适寒温，才能提高疗效，早日康复。

妙用黄精治胃肠病

黄精山药扁豆粥治消化不良

◎黄精、山药、白扁豆、山楂各 20 克，鲜橘皮（切碎）1 个，大枣（劈开）10 枚，小米 100 克，共煮成粥，服食。适用于脾胃虚弱、体倦无力、食欲缺乏、消化不良、脘胀呕恶、腹痛便溏者。

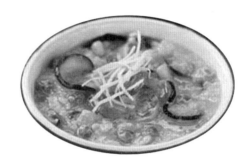

黄精莲子薏米粥益气健脾胃

◎黄精 25 克，莲子 30 克，薏苡仁 50 克。先将黄精煮汁去渣，入莲子、薏苡仁同煮成粥，调味服食。此方能补中益气、清心健脾。适用于脾胃虚弱、消化不良、大便溏薄、神疲气短者有效。

黄精烧鸡温中补脾

◎鸡肉 1000 克，黄精 30 克，党参 15 克，山药（干）20 克，生姜 10 克，大葱 15 克，精盐 5 克，胡椒粉 2 克，料酒 10 克，味精 2 克，猪油（炼制）20 克。

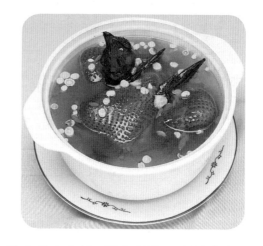

制作：将黄精、党参、山药洗净，生姜切片，葱切段。鸡宰杀后去毛，剁去脚爪，剖腹去内脏，洗净。净鸡入沸水锅中氽透，捞出剁块。锅置火上，注入猪油，下姜、葱炒出香味，放入鸡块、党参、山药、黄精、精盐、胡椒粉炒至鸡块半熟，注入 1500 毫升肉汤、料酒，大火烧开，去浮沫，小火慢炖 1 小时，拣出姜、葱，收汁后入味精调味即成。此炖菜具有温中补脾，益气养阴，补肾益精，降血糖、降血脂的作用。适用于脾胃虚弱、便溏、消瘦、纳差、带下者。

党参黄精猪肚补脾养胃

◎党参、黄精各 30 克，山药 60 克，陈皮 15 克，糯米 150 克，猪胃 1 具。

制作：猪胃洗净；党参、黄精煎水取汁，陈皮切细粒，加盐、姜、花椒各少许，一并与糯米拌匀，纳入猪胃，扎紧两端，置碗中蒸熟食用。本方以党参、黄精补脾益气，山药滋养补脾，陈皮理气健胃。适用于脾胃虚弱、少食便溏、消瘦乏力者。

黄精党参蒸鸡治胃病体虚

◎乌骨鸡约 750 克，黄精 30 克，山药（干）30 克，党参 30 克，姜 5 克，大葱 5 克，味精 2 克，花生油 20 克，辣椒粉 2 克，盐 5 克。

制作：将嫩乌骨小母鸡（鸡项）宰杀，去毛、内脏，洗净，斩件，

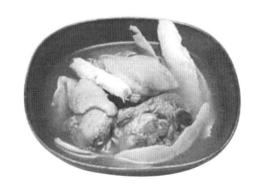

并用姜丝、葱花、盐、辣椒粉、味精、生油调匀；黄精、党参、山药洗净，切碎；把调好味的鸡块与上药共放入碟中，拌匀，放入锅内，隔水蒸熟即可。本方具有益气补虚、健脾开胃之功效。适用于慢性胃炎、溃疡病属脾胃虚弱者。症见体倦乏力，饮食减少，气短懒言，或病后体弱血虚等。

注意：外感发热，湿热内盛者不宜食用本品。

三黄公英汤治疗慢性胃炎

◎黄精 15 克，黄芪 20 克，黄连 4 克，蒲公英 15 克，桂枝 9 克，白芍 15 克，生姜 6 克，大枣 10 克。每日 1 剂，水煎分 3 次服。脾胃虚寒明显、胃脘寒冷怕凉者，加高良姜、砂仁；兼肝郁气滞者，合柴胡疏肝散；肝郁化火者，合化肝煎；兼胃阴虚者，加沙参、麦冬、乌梅；兼瘀血者，加丹参、莪术、延胡索（冲服）。[中医杂志，2000，41（9）：521]

按：黄精性平味甘入肺、脾、肾经，有润肺滋阴补脾益气之功。笔者根据长期临床应用体会到治疗慢性胃炎在二黄公英建中汤的基础上加黄精其疗效明显提高。临床观察 86 例均以胃脘胀痛不适、纳差为主证。全部经过纤维胃镜检查而确诊并排除胃肠道癌变及肝胆胰脏器引起的胃部症状。其中慢性浅表性胃炎 43 例，糜烂性胃炎 21 例，萎缩性胃炎 22 例。1 个月为 1 个疗程。治疗结果：治愈 35 例，有效 42 例，无效 9 例，总有效率为 89.5%。

【病案举例】张某，男，42 岁。1994 年 6 月 25 日初诊。上腹部胀满疼痛、纳差 5 年。现症：胃脘胀痛，食后尤甚，食欲明显减退，形瘦，乏力，舌淡、苔薄，脉沉细。胃镜检：慢性萎缩性胃炎伴肠上皮化生。证属脾胃虚弱，寒瘀内阻。拟建中补虚，通阳化瘀法治之。处方：黄芪 20 克，桂枝 10 克，白芍 18 克，生姜 6 克，大枣 10 克，蒲公英 10 克，丹参 15 克，砂仁 5 克。服药 1 个月胃胀胃痛减轻，食欲好转，但仍形瘦乏力，胃镜复查无明显改善。后思黄精甘平善补脾益气，又可用作食疗，遂于原方中加黄精 20 克，再服 1 个月，临床症状消失，食欲大增，形充神爽；复查胃镜：胃黏膜萎缩及肠上皮化生转阴。

黄精漆叶治慢性腹泻

◎黄精 100 克，鲜漆叶 500 克。二药蒸熟晒干，共为细末，水泛为丸。每次 6 克，饭前 1 小时服，每日 3 次。半个月为 1 个疗程。共治疗 200 例，痊愈 112 例，显效 40 例，有效 43 例，无效 5 例。[湖北中医杂志，1994（4）：26]

黄精麻仁汤治便秘

◎黄精、火麻仁、玄参各 15 克，当归、肉苁蓉各 9 克，熟地黄 12 克。水煎服，每日 1 剂。主治阴血不足，大便秘结，老年人习惯性便秘及产后血虚便秘。（《湖北中草药志》）

妙用黄精治肝病

加味黄精汤治肝病

◎黄精 30 克，当归 12 克，生地黄 30 克，首乌藤 30 克，苍术、白术各 10 克，青皮、陈皮各 10 克，甘草 6 克，柴胡 10 克，姜黄 10 克，郁金 10 克，薄荷 3 克。用法：先将药物用冷水浸泡 1 小时，浸透后煎煮。首煎沸后文火煎 50 分钟，二煎沸后文火煎 30 分钟。两煎液混匀，总量以 250～300 毫升为宜，每日服 1 剂，每剂分 2 次服用，饭后 2 小时温服。连服 2 剂，停药 1 日，每月可服 20 剂。本方具有养肝疏肝、滋补肾阴、运脾和胃之功效。主治迁延性肝炎、慢性肝炎、肝硬化、肝癌等。症见胸胁满闷、胁下痞痛、舌红苔干，同时兼见胃脘不适、纳少、便溏等，属肝肾脾胃同病、气阴两虚、气滞血瘀者。肝硬化腹水患者，腹水消

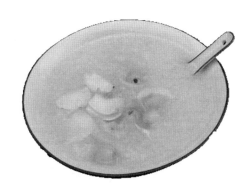

退之后体力未复者。

按：方中黄精、生地黄、当归滋水涵木；柴胡、郁金、青皮、陈皮、薄荷疏肝理气；苍术、白术、甘草、陈皮运脾和胃；姜黄理气活血；首乌藤养血安神。诸药合用共奏疏肝柔肝、滋肾运脾、和胃理血之效。加减：大便溏薄者，酌减生地黄用量；血瘀明显者，可加丹参 30 克，鸡血藤 30 克，名曰丹鸡黄精汤；气虚明显者，可加党参 15 克、黄芪 30 克，名曰参芪黄精汤。临床若能灵活应用，则必获益良多。

【病案举例】尹某，男，41 岁，1972 年 9 月初诊。

患者自 1964 年以来，经常出现肝区疼痛，并伴低热（37.5～38℃），肝功能检查正常。1968 年在某医院做肝穿刺，疑诊肝炎。1972 年 2 月"感冒"发热，肝区疼痛猝然加重，呈针刺样痛。经检查诊为肝癌，住院治疗。经多方处理，低热、肝区疼痛始终未能得到改善，全身情况亦日趋恶化，遂于 1972 年 9 月来诊。诊时，肝区疼痛、低热（37.5℃）、胃胀、纳差、便溏、形瘦、面色青暗、神疲气短、脉沉细弦数、舌质青赤、有瘀斑、苔薄白。肝脏触诊肋下 5 厘米，质硬，表面不光滑，触痛。予参芪黄精汤，药后 2 周，自觉症状即逐日减轻。此后连用 6 个月左右，诸症消失。实验检查：甲胎蛋白（一），转肽酶、乳酸脱氢酶等均转正常出院。出院后继续来门诊以上方加减服用，1 年后停药并恢复工作。随访至 1990 年仍健在。

黄精太子参治慢性肝炎

【病案举例】张某，女，50岁。1992年10月9日初诊。

体检发现HBsAg（＋），未经正规治疗，迁延年余。近查HBsAg（血凝法）1∶128，自觉精神较差，故来中医科就诊。诊见：面色不华，精神萎靡，月经3个月不潮，大便偏干，余无明显不适，舌苔薄、舌质暗红，脉细。该患者年届七七，阴气已衰，复感湿热疫毒之邪，留恋日久，肝肾精血愈亏，治当补益气阴，扶正解毒。处方：制黄精12克，太子参12克，生地黄12克，褚实子12克，制何首乌6克，桑椹6克，蚕沙（包）6克，牡丹皮6克，贯众6克，丹参10克，虎杖20克，二妙丸（包）10克。服药4个月后，查HBsAg（血凝法）1∶16，肝功能正常，面色、形体、精神状态均有改善，月经已来潮2次，仍觉大便偏干，时有口苦，继守原方巩固疗效。（国医大师周仲瑛医案）

按：本案为女性患者，且已经50岁，肝肾本已不足，加上湿热疫毒之邪瘀郁既久，精血为其所耗，肝肾为之虚馁，故选用黄精、太子参、生地黄、褚实子、制何首乌、桑椹等平补柔养，且何首乌、桑椹用量仅为6克，以防滋腻助湿碍脾；更兼用蚕沙、牡丹皮、贯众、丹参、虎杖、二妙丸等清化湿热瘀毒，扶正与解毒并进，以柔养之剂缓图为主，终能建功。

黄精山楂茵陈汤治肝炎

◎黄精 20 克，山楂 15 克，茵陈 30 克，猪苓 9 克，茯苓 12 克，当归 12 克，白芍 12 克，柴胡 9 克，板蓝根 12 克，甘草 6 克。用法：每日 1 剂，水煎，早晚饭前空服，每服 6 剂为 1 个疗程。本品具有益气养阴，活血清热，疏肝利湿之功效。适用于各类肝炎引起的转氨酶（ALT）和麝香草酚浊度（TTT）异常者。随症加减：湿热型而偏热者，加栀子、黄柏、泽泻；湿热型而偏湿者，加焦术、苍术、陈皮；气滞型，加郁金、炒枳壳；脾虚湿困型，加党参、焦白术、陈皮、鸡内金。[中医药研究，1993（6）：19]

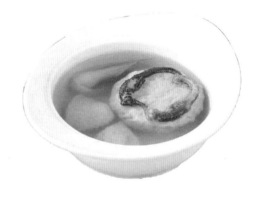

方药中加味黄精汤治肝病

【病案举例】尹某，男，41 岁。患者自 1964 年以来经常出现肝区疼痛，并伴低热（37.5～38℃），肝功能检查正常。于 1968 年某医院肝区穿刺，疑诊肝炎。1972 年 2 月感冒发热，肝区疼痛突然加重，呈针刺样痛。经检查诊为肝癌，住院治疗，经多方处理，低热，肝区疼痛始终未能改善，全身情况亦日趋恶化。

诊时：肝区疼痛，低热（37.5℃），胃胀纳差，便溏，形瘦，面色青暗，神疲气短，脉沉细数弦数，舌青赤有瘀斑，苔薄白。肝脏触诊肋下5厘米，质硬，表面不光滑，触痛。治宜养肝疏肝，滋补肾阴，运脾和胃。

投参芪黄精汤：黄芪30克，党参15克，黄精30克，当归12克，生地黄15克（原方30克），首乌藤30克，苍术10克，白术10克，青皮10克，陈皮10克，甘草6克，柴胡10克，姜黄10克，郁金10克，薄荷3克。

嘱其先将药物冷水浸泡1小时再煎煮，首煎煮开后文火煎50分钟，二煎30分钟，两煎液混匀分2次饭后2小时温服，每日1剂，连服2剂，停药1日。

该患服药2周，自觉症状逐日减轻，连用6个月，诸症消失，后加减服用年余停药并恢复工作，随访至1990年仍健在。

加味黄精汤是治疗肝病的基本方，方中黄精、生地黄、当归滋水涵木，柴胡、郁金、青皮、陈皮、薄荷疏肝理气，苍术、白术、甘草、陈皮运脾和胃，姜黄理气活血，首乌藤养血安神。便溏者，酌减生地黄剂量；血瘀明显者，加丹参30克，鸡血藤30克，名丹鸡黄精汤；气虚明显者，加黄芪30克，党参15克，名参芪黄精汤。

二黄二参汤治肝炎

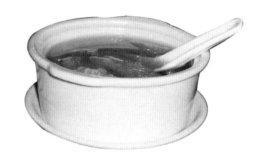

◎黄精、黄芪、沙参、党参、白术、茯苓各15克，甘草6克，麦冬10克，枸杞子、白芍各15克。上药共煎,每次煎得药汁150毫升。早、晚各服1次。本方为上海著名中医王翘楚验方，具有健脾、益气、生津、养肝之功效，适用于急性病毒性肝炎恢复期，慢性病毒性肝炎因肝病日久、脾虚失运、肝阴受损、缠绵不易恢复者。

按:黄疸尚未退净,谷丙转氨酶仍不正常,湿热余邪未清者,加金钱草、车前草、大黄,以清泻湿热、利胆退黄;有肝郁气滞证候者,加柴胡、郁金、枳壳,以疏肝理气;肝区疼痛甚者,加川楝子、延胡索以止痛;有肝阳扰心者,心情急躁易怒，夜寐不安，心慌，梦多，则加龙骨、牡蛎、珍珠母、五味子、酸枣仁、首乌藤等，以平肝、宁心、安神。

丹参黄精治慢性肝炎

◎丹参30克，黄精25克，糯稻根须25克。水煎服，每日1剂。主

治慢性肝炎，疲乏无力，腹胀不适，胃口不好，尿量减少，汗多口干。（《本草骈比》）

当归黄精甲鱼汤养血益肝

◎甲鱼（500克左右）1只，当归9克，黄精12克。甲鱼弄净切块，与诸药同入砂锅中，炖煮成汤，可根据不同口味加入调味品，吃甲鱼喝汤，每日一羹，7日为1个疗程，连吃2～3个疗程，有养血益肝的作用。适用于慢性肝炎伴食欲缺乏、乏力、虚弱、多汗、腹泻、肝区痛、肝功能正常或轻度异常，或伴精神不佳、口干、低热等临床表现者。

妙用黄精治神经衰弱

 ## 黄精补脑汁治神经衰弱

◎制黄精 15 克，何首乌 15 克，玉竹 15 克，沙参 15 克，白芍 6 克，当归 3 克，郁金 6 克，山楂 10 克，茯苓 12 克，泽泻 10 克，大枣 15 枚。本品具有补益气血，宁心补脑之功效。主治神经衰弱。症见头晕眼花，心悸气短，反应迟钝，失眠多梦，健忘纳差，神疲乏力，腰膝酸软，舌淡、苔薄白，脉细。

按：黄精、当归滋补阴血，久服能促进脑功能恢复；沙参、玉竹同用功似人参，补益五脏，滋养气血，宁心安神；何首乌能养血益肝，固精补肾，延年抗衰老；白芍养血保肝，是肝病要药；茯苓补脾渗湿，宁心安神；泽泻利湿，有降压作用，利湿不伤阴；山楂、郁金活血，消积滞；大枣补中益气、养血。

临床应用时，气虚重者，加黄芪 15 克，人参 3 克；阴虚重者，加百合 15 克，麦冬 15 克，甘菊花 10 克；阳虚者，加枸杞子 6 克，淫羊藿 15 克；

若血压高者，重用泽泻（50克以上）。广西浦北县中医院翁公清用本方治疗36例，结果治愈30例（上述症状消失），好转5例（虚损症状减轻），中断治疗1例。

魏长春补脑汤治神经衰弱

◎制黄精、制玉竹各30克，决明子9克，川芎3克。水煎服，每日1剂。具有养脑安神，调五脏，和气血的作用。适用于脑力不足，健忘，烦躁易怒，病后虚弱，头痛，眩晕，失眠，疲倦乏力，精神不振，肢软等症之脉见软弱，舌质淡红者。此为当代名医魏长春先生经验方，用之临床，每能获效。[浙江中医杂志，1988（5）：194]

【病案举例】某女，27岁，因用脑过度，常觉头痛，心烦少寐，注意力不集中，记忆力差，形体消瘦，舌质偏红、苔薄，脉弦细。遂投以本方，10剂痊愈。

银耳龙眼鸽蛋汤治神经衰弱

◎银耳（干）20克，鸽蛋200克，黄精10克，枸杞子10克，龙眼肉10克，冰糖175克。

制作：银耳用温水发透，拣去杂质，用手反复揉碎，淘洗后再用清水漂过；枸杞子、龙眼肉用温水洗净；黄精洗净切丁；炒锅置火上，倒入清水，下入银耳用旺火烧开，再转小火熬3小时；下入黄精、龙眼肉再熬1小时，至银耳熟烂汁稠；再下入冰糖、枸杞子；鸽蛋打破后逐个下入砂锅内，煮10分钟，盛入汤碗内即成。本品汤色雪白，入口润滑，健脑安神，适合神经衰弱的患者食用。

 ## 黄精龙眼肉乳鸽汤治神经衰弱

◎乳鸽200克，黄精40克，龙眼肉20克，陈皮5克，盐3克。

制作：乳鸽刮洗净，去毛及内脏。黄精、龙眼肉和陈皮分别洗净。加适量水，猛火煲至沸腾，然后放入全部材料，用中火煲约3小时，加盐调味，即可饮用。此汤可补血养颜，宁心安神，润肺养阴；此汤补而不燥，有益身体，适合一家老小佐膳饮用；如患血气虚之神经衰弱、头晕、眼花、耳鸣、心悸、失眠、精神不振、饮食无胃口，都可用此汤佐膳作食疗。

注意：伤风感冒未愈之人不宜饮用。

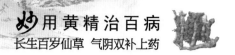

竹精羊心汤治忧郁惊悸

◎羊心 300 克，黄精 15 克，玉竹 15 克，盐 5 克，胡椒粉 2 克。

制作：将玉竹、黄精洗净，润透切片；羊心洗净，除去筋膜后切薄片；将羊心、玉竹、黄精、盐、羊肉汤同入锅内，共煮；煮至羊心熟烂，用胡椒粉调味即成。

按：本汤以羊心、玉竹及黄精相合而成；羊心味甘性温，具解郁补心之效。玉竹养阴润燥，生津解渴；黄精能补中益气，养阴润肺；诸物相配，共具解郁、宁心、安神之效；适用于神经衰弱、忧郁、惊悸者，心血两虚之人食之有治疗作用。

黄精蔷薇果治神经衰弱

◎黄精 15 克，野蔷薇果 9 克，生甘草 6 克。水煎服。主治神经衰弱，失眠多梦。(《新疆中草药》)

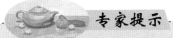 专家提示

神经衰弱者主要表现为"心有余而力不足"，心情紧张难以放松，特别容易烦恼、激动或发脾气，无法安心工作，受一点刺激都难以忍受。

其早期症状包括入睡困难，睡眠浅、多噩梦，甚至失眠；食欲缺乏、消化不良；头昏脑涨，打不起精神，注意力不集中，记忆力下降，甚至浑身疲乏、体力不支等。

一般认为，太极拳、气功、按摩、健身走、慢跑、打乒乓球等都会有助于缓解神经衰弱。

医学实验表明，神经衰弱患者每日进行较长距离的散步（2～3千米）有助于调整大脑皮质的兴奋和抑制过程，减轻血管活动失调的症状（如头痛等）。

妙用黄精治糖尿病

糖尿病以多饮、多食、多尿、疲乏、消瘦为主要症状，属中医"消渴"证范畴。饮食治疗对糖尿病患者来说是最为重要的。任何一种糖尿病类型，任何一位糖尿病患者，在任何时间内都需要进行饮食治疗。饮食治疗的作用表现在三个方面：一是能控制血糖；二是可降低体重；三是增加机体对胰岛素的敏感性。

糖尿病饮食治疗的原则包括：①控制总热量；②合理安排糖类、脂肪、蛋白质等营养物质的比例，做到饮食科学、平衡；③少食多餐，一天不少于3餐，一餐不多于100克是比较合适的吃法；④高纤维饮食，利于血糖的下降和大便的通畅；⑤清淡饮食，不吃糖，少吃盐；⑥少喝酒。

中医学认为，糖尿病发病，以阴虚为本，以燥热为标。饮食疗法可根据清热养阴、益气生津和滋补肝肾等治疗原则指导配方。

梅花三黄汤治糖尿病

◎乌梅10克，天花粉12克，黄芪30克，黄精15克，黄连3克。加减变化：头晕者，加石决明、天麻；心悸者，加麦冬、五味子；胸闷者，加瓜蒌皮、枳壳；血脂异常者，加山楂、丹参；皮肤感染者，加蒲公英、金银花；皮肤瘙痒者，加白鲜皮、紫草；视力减退者，加菊花、蚕沙；勃起功能减退者，加杜仲、桑螵蛸；便秘者，加麦冬、生大黄；恶心呕吐者，加苍术、半夏；尿黄浊有热臭味加萆薢、车前草等。用法：每日1剂，水煎取汁分3次温服，1个月为1个疗程。具有益气养阴、清热生津之功效。主治糖尿病并发冠心病、高血压、脑梗死、感染等。疗效：报告130例，其中并发冠心病24例，高血压11例，脑梗死2例，血脂异常17例，皮肤瘙痒11例，屡发化脓性皮肤感染3例，白内障8例，肺结核2例，视力减退12例，性功能减退7例，月经失调12例，便秘34例。经本方治疗后显效46例，有效81例，无效3例，总有效率为97.7%。[浙江中医杂志，1993（2）：58]

黄精熟地煎治糖尿病

◎黄精18克，熟地黄、山药各15克，天花粉、麦冬各12克。水煎服，每日1剂。治糖尿病胃热口渴。（《山东中草药手册》）

黄精山药煎治糖尿病

◎黄精 15 克，山药 15 克，知母、玉竹、麦冬各 12 克。水煎服。对糖尿病见口渴多饮，体倦乏力属气阴两虚证者有效。（经验方）

黄精玉竹煎治糖尿病

◎黄精 20 克，玉竹 15 克，枸杞子 15 克。水煎服，每日 1 剂。具有养阴生津、益肾降糖之功效。对体质消瘦者的老年糖尿病患者有良好效果。

黄精玉竹猪胰汤治糖尿病

◎黄精 24 克，玉竹 30 克，猪胰 1 具。共入砂锅内加水慢火煮熟，加酱油、盐各适量即可。具有滋养胃阴、润肺止渴之功效。适宜糖尿病属肺胃阴虚者，症见口渴多饮，咽干舌燥，小便频多，大便如常，易饥多食，形体消瘦舌淡红，苔薄白而干，脉细数。糖尿病属肺肾阳虚者不宜饮用本汤。使用本汤以多饮多食，舌淡红，苔白干，脉细数，肺胃阴虚者为要点。

按：猪胰味甘性平，有益肺、补脾、润燥等功效。据研究，猪胰和人胰含有相似的化学成分，尽管加热处理后这种化学成分受到影响，但对糖尿病的治疗仍有疗效。顺便介绍几则常用猪胰食疗方：①猪胰 2 具，蒸熟焙干研末，贮于瓶中，每服 6 ～ 9 克，每日 3 次；②猪胰 1 具，薏苡仁 30 克，共煮汤，熟后加食盐调味，饮汤食猪胰；③猪胰 1 具，黄芪 30 克，共煮汤，熟后加食盐调味，饮汤食猪胰；④猪胰 1 具，怀山药 30 ～ 60 克，共煮汤，熟后加调味品食之。

黄精瘦肉汤治糖尿病合并肺结核

◎猪瘦肉 60 克，黄精 50 克，党参 50 克，山药（干）20 克，盐 3 克。

制作：黄精、党参、山药、猪瘦肉洗净，放入瓦锅内，加清水适量，武火煮沸后，文火煮 2 小时，加盐调味即可，随量饮用。具有补脾益气，养肺润燥之功效。适用于糖尿病并发肺结核属肺脾两虚者，症见干咳少痰，痰白黏稠，饮食无味，大便干硬，舌淡苔少，脉细而虚。

按：使用本汤以干咳或咯血，气短乏力，舌淡苔少，脉细虚属肺脾两虚者为要点。糖尿病并发肺结核属木火刑金，症见咳痰黄稠，痰难咯出，或咯血鲜红量多，舌红绛、脉数者不宜饮用本汤。

黄精枸杞煲鹌鹑治糖尿病

◎鹌鹑肉250克，黄精30克，枸杞子30克，料酒5克，盐2克，味精1克，生姜5克，大葱5克。

制作：先将鹌鹑宰杀、去毛及内脏后洗净。将枸杞子、黄精洗净，装入鹌鹑腹内，加水适量，小火煲酥，加盐、味精、生姜、葱、料酒各适量调味。弃药渣，食肉，饮汤。具有益肾补脑、降脂降糖之功效。适用于糖尿病肾虚患者。

专家提示

糖尿病患者要注意食物的选择。

不要多吃含糖和纯淀粉食品，包括各种糖果、果酱、蜜饯、甜点心、藕粉等。

要限制含淀粉高和胆固醇高的食物，如谷类、甜薯、马铃薯、蛋黄、动物内脏、动物油等。

多食用含淀粉低的蔬菜和含糖少的瓜果。

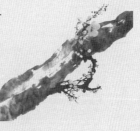

适当进食瘦肉、鱼类、鸡肉、肉汤、植物油等。

此外，微量元素锌和铬有刺激胰岛素分泌的作用。因此，多食鲜酵母、蘑菇和糙米等富含锌和铬的食物，对糖尿病患者也是有益的。

妙用黄精治高脂血症

血浆脂质一种或多种成分持续高于正常者称为高脂血症，又称为高脂蛋白血症。根据实验室检查结果一般可分为单纯性高胆固醇血症、单纯性高三酰甘油血症及混合性高脂血症。临床以头晕、胸闷、心悸、纳呆、神疲乏力、失眠健忘、肢体麻木为主要表现。现代医学认为本病的发生主要与遗传及不良的饮食习惯有关。

高脂血症属中医"眩晕""中风""痰证""胸痹""心悸"等病证的范畴。中医学认为本病的发生或为多静少动，肝肾亏虚；或饮食不当，饮食不归正化；或禀赋偏颇，自幼多脂，以致湿聚痰生，浊脂内留，其基本病理为脏腑功能失调，膏脂输化不利，主要病理因素为痰湿、浊脂和瘀血。根据临床表现辨证一般可分为阴亏阳亢、脾气虚弱、痰浊内盛、血瘀络痹等证型。

山楂黄精粥降脂通络

◎山楂 15 克，黄精 15 克，粳米 100 克。

制法：山楂、黄精煎取浓汁后去渣，入粳米煮粥，粥成时加入白糖调味即可。可作早晚餐或点心服食。具有健脾祛瘀，降血脂之功效。适用于临床表现为胸闷刺痛、头痛、肢体麻木或有蚁行感、舌隐紫或有紫斑、脉细涩的血瘀络痹型高脂血症者。

黄精三七粥活血降脂

◎黄精 20 克，三七粉 3 克，粳米 50 克，白糖适量。

制法：黄精煎取浓汁后去渣，入粳米加适量水，煮至粥成，加入三七粉和白糖，稍煮即可。用法：每日 1 剂，分 2 次热服。1 个月为 1 个疗程。具有活血散瘀之功效。适用于血瘀络痹型高脂血症。

首乌黄精降脂茶降脂减肥

◎丹参 20 克，何首乌、黄精、葛根、桑寄生各 10 克，甘草 6 克，茶叶 5 克。上药研为粗末，纳入热水瓶中，用适量沸水冲入浸泡，盖闷约 20 分钟。频频饮用，于 1 日内饮尽。具有降脂通脉，活血祛瘀，滋阴益气之功效。主治高脂血症引起的头晕、胸闷、食欲缺乏。

按：本方适用于气阴两虚伴瘀血而致的高脂血症者。方中丹参含有多种丹参酮及丹参醇、丹参素，并含有维生素 E 等。具有扩张冠状动脉、改善全身血液循环、降低血小板凝聚等作用，故能养血活血、通脉祛瘀。桑寄生性平味苦甘，能补肝肾，通经络，又能利尿降血压。葛根性平味甘辛，治头痛项强，含有葛根素、大豆黄酮等，能增加脑及冠状动脉血管血流量。何首乌滋阴养血补肝肾，主要含有大黄酚类成分，具有降血脂、抗动脉硬化之功效。黄精补肾润肺，益气养阴，主含天冬氨酸、毛地黄毒苷以及多种蒽醌类化合物等，有降血压的作用。前三药通脉络、扩张血管，后二味滋补气阴，能降脂、降血压，加上甘草益气调味，配伍相辅相成，相得益彰。

黄精柴胡粥治高脂血症

◎黄精、银柴胡各 10 克，大米 100 克，白糖适量。将 2 味药择净，同放锅中，加适量清水，浸泡 5～10 分钟后，水煎取汁，加大米煮粥，待熟时，调入白糖，再煮 1～2 沸即成，每日 1 剂。适用于肝肾阴虚型高脂血症者。症见肝大，胁肋不舒，潮热盗汗，耳鸣头晕，舌红无苔等。

首乌黄精汤治高脂血症

◎何首乌、山楂、葛根、丹参各 12 克，黄精、泽泻、三七、水蛭各 9 克。每日 1 剂，水煎分 2 次服，早、晚各 1 次，30 日为 1 个疗程。1 个疗程后将上方按一定比例制成蜜丸，连服 3～6 个月。具有补益肝肾、活血化瘀之功效。主治高脂血症。临床报道，用本方治疗高脂血症 320 例，显效 219 例，占 68%；有效 64 例，占 20%；好转 26 例，占 8%；无效 11 例，占 3%；总有效率 97%。

🌸 降脂强心汤降血脂

◎丹参 6 钱（18 克），黄精、何首乌、葛根、桑寄生各 3 钱（9 克），甘草 1 钱（3 克）。用法：材料洗净，用 5 碗清水浸透，煎成一碗饮用。何首乌润肠轻泻，与黄精俱可补肝肾；丹参、寄生活血化瘀；葛根强心降压。具有降胆固醇、活血、消脂之功效。

🌸 疏肝健中降脂汤治高脂血症

◎柴胡、黄芩各 12 克，黄精 30 克，法半夏 10 克，泽泻、炒山楂各 20 克。水煎日服 1 剂，分早晚 2 次服。临床加减：头晕目眩显著者，加白术、天麻；血压高者，加钩藤（后下）、夏枯草、草决明（打碎）；胸闷、胸痛者，选加郁金、石菖蒲、全瓜蒌等；血瘀证明显者，加丹参、生蒲黄等；胁腹胀痛者，加赤芍、枳实；有脂肪肝等肝胆疾病者，选加郁金、栀子、虎杖、茵陈、蒲公英等；大便秘结者，加大黄（后下）。

按：目前，中医学认为高脂血症属"本虚标实"证，以痰瘀内阻为标，肝、脾、肾三脏功能失调为本。一般主张临床分如下 5 型进行辨治：痰浊中阻者，予导痰汤加减；胃热滞脾者，予保和丸和小承气汤加减；肝肾阴亏虚者，予六味地黄汤加减；肝郁脾虚者，予逍遥散加减；气滞血瘀者，予血府逐瘀汤加减。

笔者认为，饮食营养的消化代谢，主要靠脾胃的运化和肝胆的疏泄。所谓高脂血症，多因饮食不节、嗜食肥甘、好逸少动、情志不舒，或禀赋因素及年老体衰等，导致脾失运化，肝失疏泄，痰浊、瘀浊内生为患。临床所见的高脂血症患者，大多伴有头晕、目眩、胸闷、腹胀、困倦、口干苦、大便秘结或溏滞不爽、舌苔多腻、脉多弦滑等症及体偏肥胖。故笔者临床治疗高脂血症，多以疏肝健中、祛痰化浊、消食散瘀立法组方，可取得比较好的疗效。

本方中柴胡、黄芩疏肝清胆，以助脾胃之运化；黄精补中益气、健脾生精，以治其本；半夏、泽泻祛痰和胃、化浊利湿，山楂健胃消食、散瘀化积，共治其标。此外，方中的柴胡、黄芩、黄精、泽泻、山楂等，被现代药理研究证实，均能显著降低实验动物的血清总胆固醇、三酰甘油、低密度脂蛋白等指标。

黄精首乌防治糖尿病性高脂血症

验方 1　黄精首乌花生壳汤

◎黄精、何首乌各 15 克，花生壳 100 克，大枣 5 枚。水煎服，每日 1 剂，早、晚分服。适用于糖尿病性高脂血症，但疗程要足够，一般 3 个月为 1 个疗程。

验方 2　二黄首乌汤

◎黄精 15 克，黄芪、何首乌各 20 克，山楂、菊花、荷叶各 10 克。水煎服，每日 1 剂。本方对糖尿病性高脂血症引起的眩晕乏力、气阴双亏效果较好。

按：糖尿病合并高脂血症的患者，既要考虑到降血糖，又要兼顾降血脂，黄精、何首乌均有调节血糖和血脂的作用。用中药防治糖尿病性高脂血症具有不良反应少、疗效持久、个体适应性强等特点。

验方 3　黄精首乌山楂茶

◎黄精 30 克，山楂 25 克，何首乌 15 克。水煎代茶饮，每日 1 剂。治高脂血症。本方也可用于动脉粥样硬化的防治。

专家提示

预防本病的基本原则是坚持饮食有节，起居有常，适度锻炼，心态平和，控制体重，避免肥胖。

治疗以长期坚持饮食调治为基础，应适当限制食物中总热量的摄入。

少吃油腻食物。

食用油以植物油为主。

尤应控制动物脂肪和胆固醇高的食物（如动物内脏、蛋黄等）的摄入量。

除以鱼类及适量素肉供给蛋白质的需要外，可增加豆类等植物蛋白。

避免高糖饮食，控制饮酒。

同时，要积极有效地治疗糖尿病、甲状腺功能减退、冠心病、胆道梗阻、高血压等疾病。

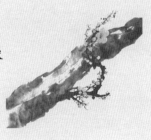

妙用黄精治心脑血管病

黄精补脑汤治脑力不足之眩晕

◎制黄精、制玉竹各30克，决明子9克，川芎3克。具有养脑安神、调五脏、和气血的作用。适用于脑力不足、病后虚弱、头痛、眩晕、失眠、健忘、烦躁易怒、疲倦乏力、精神不振、肢软等症之脉见软弱、舌质淡红者。（《中医偏方大全》）

黄精红玉茶治心肌炎

◎黄精10克，人参3克，肉桂5克，玉竹、山楂各12克，炒酸枣仁15克，炙甘草6克，共加水浸泡，入砂锅煎煮后倾入饮茶容器中；或将诸药置饮茶容器中以沸水沏，代茶频饮。具有扶阳救逆、益气养阴、活血安神的作用，主治阴阳两虚、瘀血阻络型病毒性心肌炎慢性期患者。

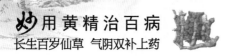

益气养阴汤治心肌炎

◎黄精 12 克，炙黄芪 12 克，丹参 15 克，麦冬 12 克，玉竹 12 克，五味子 9 克，炙甘草 6 克，酸枣仁 24 克，黄连 5 克。加减：期前收缩频繁者加苦参；自汗者加龙骨、牡蛎；胸痛者，加红花、葛根；失眠者，加柏子仁、拳参。水煎取汁，分早、晚 2 次服。（《中医诊治 100 病》）

黄精玉竹牛蹄筋汤调治冠心病

◎牛蹄筋 500 克，黄精 30 克，玉竹 15 克，龙眼肉 15 克，姜 5 克。

制作：将黄精、玉竹、龙眼肉洗净；牛蹄筋肉洗净，切块，并用开水脱去膻味；将全部用料一齐放入锅内，加适量清水，武火煮沸后，文火煮 3 小时，调味即可。具有补脾益阴、养心安神之功效。适用于冠心病、高血压属气阴两虚者，症见眩晕、心悸、失眠多梦、饮食减少、体倦乏力，亦可用于糖尿病而见上述症状者。肝火盛之高血压病患者不宜饮用本汤。

二黄益神方治冠心病胸闷心悸

◎制黄精、炙黄芪各 10 克，野生灵芝 15 克，炒当归 6 克，制何首乌

10克。用法：每日1剂，水煎服，每日服3次。具有益寿延年、养颜黑发、润肺固卫、宁心催眠、健脾悦胃、补肾强身之功效。主治冠心病胸闷心悸，神经衰弱，失眠酸乏，胃肠功能障碍食欲缺乏，白细胞减少，妇女更年期综合征，产后、病后、术后身体虚弱，以及老年黄褐斑等多种病症。本方为康复药，坚持服用，确有良效。（《中华名中医治病囊秘·张镜人卷》）

黄精四草汤治高血压

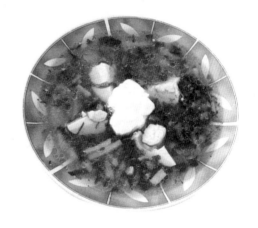

◎黄精20克，夏枯草、益母草、车前草、豨莶草各15克。先将上药用水浸泡30分钟，再煎煮30分钟，每剂煎2次。将2次煎液混合，早、晚分服。具有平肝补脾、通络降压之功效。适用于高血压见肝火上炎证者，症见眩晕头痛，口干咽燥，耳鸣失眠，或见水肿，舌质红，苔薄黄，脉弦滑。（《高血压千家妙方》当代名医董建华经验方）

按：高血压属中医"眩晕""肝风"等范畴，多由脾肾不足、肝阳偏亢所致，为虚实挟杂之证。本方以黄精益脾肾，润心肺；夏枯草清肝炎、平肝阳；益母草活血、车前草利水，豨莶草通络。诸药相配，能补脾，平肝，通络以降血压，适用于脑血管硬化、肾病水肿兼有高血压者。本方药少功著，验之临床多获良效。现代药理研究表明，方中黄精、夏枯草、益母草均有良好的降压作用；益母草、车前草又有良好的利尿作用，故又可通过利尿而降压。但在服药期间宜戒除烟酒，避免情绪波动。

黄精党参甘草汤治低血压症

◎黄精 30 克，党参 30 克，炙甘草 10 克。水煎顿服，每日 1 剂。[中级医刊，1981（12）：31]

黄参甘杞汤治低血压症

◎黄精 30 克，党参 30 克，炙甘草 15 克，枸杞子 15 克。水煎服，每日 1 剂。气短乏力者，加黄芪；手足寒冷者，加桂枝。具有益气、养血、升压之功效。主治气血亏虚型低血压者，症见头晕目眩，烦劳后加重，面色无华，神倦少寐，舌质淡，脉细。临床报道，共治 25 例，痊愈 13 例，好转 11 例，无效 1 例。[浙江中医杂志，1987（10）：445]

杞精炖鹌鹑治中风后智能障碍

◎鹌鹑 1 只，枸杞子、黄精各 30 克，盐、味精各少许。

制法：将鹌鹑宰杀，去毛及内脏，洗净，枸杞子、黄精装鹌鹑腹内，加适量水，文火炖酥，加盐、味精各适量调味即成。

用法：去除药渣后，吃肉喝汤，每日 1 次。具有滋养肝肾、补精益智之功效。适用于中风后智能低下，记忆力减退，或肝肾不足、精血亏虚而见神疲乏力、腰膝酸软、眩晕健忘者服食。（《中风千家妙方》）

按：鹌鹑是良好的益智食品，含有丰富蛋白质、无机盐、维生素等，有助于小儿发育、增进食欲、提高记忆力。脑力劳动者常食，能消除眩晕健忘症状，提高智力，有健脑养神之作用；枸杞子能补肾益精、养肝明目、抗疲劳、增强体力和智力；黄精能补脾润肺、养阴生津、强化筋骨、益智强身。几味同用更增加其滋补和益智作用。

下篇
妙用黄精
治 百 病

妙用黄精治男科杂病

枸杞黄精煨狗肉治阳痿早泄

◎狗肉 250 克，枸杞子 15 克，黄精 15 克，党参 30 克，巴戟天 15 克，续断 15 克，生姜 10 克，植物油 20 克，盐 2 克。

制作：先将狗肉洗净，放入沸水中烫 5～10 分钟，捞起沥干切块；将枸杞子、黄精、党参、巴戟天、续断中药煎汁备用；将炒锅放火上加热倒入素油，加入生姜、食盐烧热倒入狗肉块，炒至上色；再倒入砂罐中，加入清水和药汁，大火烧开；改用小火煨，直至肉熟烂即可。具有温经散寒、祛风除湿、壮腰补肾、抗衰老之功效。适用于中老年体弱、久病体虚、畏寒怕冷、风湿骨痛、肾虚腰痛、阳痿早泄、身体过早衰老者。

黄精治遗精有殊功

【病案举例】某男,42 岁,已婚工人。1995 年 4 月初诊。诉遗精 2 年余,夫妻和睦，已生育子女。近2年来无明显诱因，每月遗精3～4次，甚为苦恼，并伴腰酸，时有失眠，纳可口略干苦大，身体略消瘦。舌红、脉缓略弦。给予炒柴胡10克，赤芍、白芍、菟丝子、覆盆子、续断、狗脊各12克，制黄精20克，枸杞子15克，五味子6克，陈皮4克，丹参20克，冰糖（烊化）10克，10剂。复诊时述感觉腰酸减轻守原方续进10剂，三诊时告之服药期间仅遗精1次，守原方加首乌藤30克，10剂。经2个月的治疗，遗精2年余之顽症终告痊愈。

按： 黄精性平味甘，有养阴润肺、滋补阴血及补脾的作用，对因阴血不足、肺燥脾虚所引起的疾病有较好的疗效，已为广大临床工作者所习用。但笔者在临床实践中发现其尚有很好的止遗精功效。其缘于10余年前诊治一位因脾胃阴津不足导致胃脘疼痛的中年患者。在运用健脾益胃、养阴止痛方药的同时，加用黄精至20克。患者经治疗后病情基本痊愈并告之其多年来经治不愈的遗精症也随之消失。后又在治疗其他遗精患者中试用之，也同样收到很好的疗效。无论复方或单味使用黄精，治疗遗精症都能收到同样的效果。

黄精煎煮时间宜长不宜短，量不宜太小，以15～25克为佳。量小则止遗精之功效不显著。该药属于滋腻之品，对于脾胃虚弱或兼夹湿邪者，可加入白术等健脾之品以助脾祛湿。

聚精养子汤治少精子症

◎鹿角胶 15 克，黄精 30 克，枸杞子 30 克，制何首乌 20 克。用法：取上述后 3 味，加水 650 毫升，用武火煎沸后，改用文火煎 60 分钟，药汁冲服烊化之鹿角胶，每剂煎服 2 次，每日 1 剂。2 个月为 1 个疗程。具有温补肾精之功效。主治少精子症属肾精亏损型，症见腰膝酸软，健忘恍惚，脉细弱。临床报道，共治 45 例，3 个疗程后，25 例配偶怀孕，10 例精子质量提高，10 例无效。[云南中医学报，1986（2）：20]

补肾强精汤治男性不育症

◎制黄精、鹿角片、淫羊藿各 10 克，肉苁蓉 12 克，露蜂房（炒）10 克，制何首乌 15 克，当归 12 克，熟地黄 15 克，水煎服。每日 1 剂。具有补肾强精之功效。主治无精子，肾精亏损，头晕目眩，两耳鸣响，精神萎靡，腰脊酸楚，性欲低下，阳痿早泄，睾丸较小、质地软，舌质淡红，舌苔薄白，脉沉细。[上海中医药杂志，1991（2）：20]

肾精附片汤治无精子症

◎鸡肾 4 对，黄精 20 克，熟附子 10 克，生姜 5 克，食盐适量，葱花 10 克，料酒及胡椒面各少许。先将附子、黄精用布包，煎煮 1 小时，再入鸡肾及姜、葱、料酒煮 1 小时，放入食盐及胡椒粉，煮沸即可，食鸡肾饮汤。具有补肾生精之功效。适用于无精子症患者。(《男科病千家妙方》)

强精煎治精少精弱

◎制黄精 15 克，制何首乌 15 克，淫羊藿 15 克，肉苁蓉 10 克，续断 10 克，狗脊 10 克，锁阳 10 克，熟地黄 10 克，鹿角片（先煎）10 克，炒露蜂房 15 克，大枣 20 克。水煎服，每日 1 剂。具有补肾强精之功效。适用于少精子症所致男性不育者。[新中医，1995，27（3）：41]

 ## 疏肝滋肾汤治精少精弱

◎柴胡 12 克，白芍 12 克，黄精 15 克，制何首乌 30 克，菟丝子 12 克，牛膝 12 克，茯苓 12 克，补骨脂 12 克，枸杞子 12 克，当归 10 克，桑椹 15 克。水煎服，取汁 500 毫升，每次口服 250 毫升，早、晚各 1 次，连服 30 剂为1个疗程，若连服3个疗程仍无效者属无效。具有疏肝解郁、滋阴补肾之功效。适用于精子少、精子成活率低、精子活动力差等所致不育者。[刘雅蓉.等，陕西中医，1992，13（22）：54]

 ## 益肾壮阳汤治精少不育

◎黄精30克，蛇床子30克，锁阳30克，五味子30克，覆盆子30克，女贞子30克，菟丝子30克，黑芝麻30克，当归30克，露蜂房15克，蛤蚧1对，淫羊藿50克，枳实20克。各药共研为细末，每次12克，每日2次口服，共用2～3个月。主治肾阳不足之精子减少症，伴有腰酸神疲、倦怠乏力、阳事不举、早泄、遗精等。（《男科病千家妙方》）

 ## 蛤蚧鞭雀黄精酒治精少不育

◎黄精50克，熟地黄50克，何首乌50克，肉苁蓉50克，巴戟天30克，杜仲30克，鹿角胶30克，续断30克，菟丝子30克，枸杞子30克，附子15克，淫羊藿15克，肉桂15克，蛤蚧1对，狗鞭2条，麻雀4只，米酒3500毫升。将上药浸入酒中，50日后即可饮用，每日饮用2次，每次15毫升。具有生精助育、补肾壮阳之功效。适用于少精子症患者。（《不

孕不育千家妙方》)

 ## 黄精甘草汤治精液不液化症

◎黄精、甘草各 30 克，路路通、茯苓、麦冬、白芍各 15 克，竹叶、草薢各 10 克，知母 20 克，枸杞子 15 克。每日 1 剂，每剂水煎 2 次，分 2 次服，每日早饭后、晚饭前各服 50 毫升，15 剂为 1 个疗程。加减：若湿热下注者，倍用草薢，加灯心草 3 克；阴虚火旺者，加地骨皮、淫羊藿叶各 15 克；寒湿瘀滞者，加赤芍 15 克。具有滋阴降火、清热利湿、温阳散寒、活血化瘀之功效。主治精液不液化症。[辽宁中医杂志，1992（12）：26]

壮阳灵酒治死精子症

◎黄精 20 克，淫羊藿、仙茅、菟丝子、石楠叶、枸杞子、丹参各 10 克。上药用烧酒浸泡，用渗滤法提取后，加调味剂，调成酒精浓度 28%。每日睡前服 30 毫升，或每次 16 毫升，中午、晚上各 1 次，90 日为 1 个疗程。可壮阳补虚，适用于肾阳亏虚之死精症患者。(《男科病千家妙方》)

按：死精症是指精子成活率减少，死精子超过 40% 者，本病为男子不育原因之一。精液化验检查，发现死精子占 40% 以上者，可诊断为本病。中医学认为，本症或房劳过度，肾精亏损，阴虚火旺，灼伤肾精；或先天不足，病后体虚，肾气不充，精失涵养；或素嗜厚味，湿热内蕴，熏蒸精宫，肾精伤残；或精神抑郁，肝失疏泄，木郁化火，肾精受戕等，皆可引起精子畸形或死精过多。

妙用黄精治妇科杂病

鸽子益肾汤治女子贫血

◎鸽肉 300 克，鳖甲 30 克，山茱萸 12 克，黄精 12 克，益母草 15 克，大葱 8 克，姜 5 克，盐 3 克，黄酒 10 克。

制作：将鸽子宰杀后，去毛及内脏，洗净，待用。将山茱萸、黄精、益母草洗净，装入布袋中，扎口，鳖甲打碎，放入鸽腹中，和药袋一起入锅，加葱（切末）、姜（切末）、盐、黄酒及适量水，煮至鸽肉酥烂，取出药袋，喝汤吃鸽肉。具有益肾、养血、调经之功效。适用于女子月经过多所致的贫血，又可作为月经不调的食疗。

元枣乌鸡养血调经

◎乌骨鸡 500 克，黄精 10 克，当归 10 克，大枣（干）50 克，黑枣（无核）50 克，熟地黄 15 克，枸杞子 15 克，甘草 15 克，黄酒 200 毫升。

制作：当归、大枣、黑枣、枸杞子、黄酒、黄精、熟地黄、甘草放入碗中，鸡洗净切块放在诸药上面，将装有药材和鸡肉的碗放入微波炉内，高火炖20分钟即可。除当归拣去外，余药皆可食用。具有益肾养血之功效。适用于血虚萎黄、月经不调者。

🪷 乌鸡墨鱼当归汤补血调经

◎雌乌骨鸡约1000克，墨鱼（干）70克，当归30克，黄精60克，鸡血藤120克，葱白25克，姜15克，料酒20毫升，食盐10克。

制作：将雌乌鸡宰杀后，去毛和内脏洗净；将洗净切好的当归、黄精、鸡血藤用纱布包扎好后，放入鸡腹中，置砂锅内；加入适量清水，用武火烧至欲沸时，打去浮沫；然后将水发墨鱼、生姜（拍破）、料酒、葱白、食盐加入；改用文火煨炖，直至鸡肉熟烂即可。2日内分3～4餐食用。具有补血调经、强身健体之功效。适用于血虚经闭或大病后身体虚弱、月经不调、经行腹痛者等。

🪷 黄精杞枣乌骨鸡汤养血调经

◎乌骨鸡800克，黄精50克，枸杞子25克，大枣（干）8克，陈皮8克，盐 4 克。

制作：乌骨鸡宰杀洗净，沸水焯过待用。黄精、枸杞子、陈皮分别洗净，大枣洗净去核。将乌骨鸡、黄精、枸杞子、大枣、陈皮放入开水锅内，中火煲约 3 小时，加盐调味即可。此汤有补血养颜、强壮身体之功效，是女子养颜美容的好补品，也可用于女性月经不调（如月经量少色淡或血虚经闭）。

黄精太子参治崩漏

【病案举例】许某，女，16 岁，初诊日期：2003 年 8 月 22 日。经行 28 日未净。月经周期时前时后，量色尚可。此次经行 28 日未净，刻下：经量不多，色暗红，无血块，腹不痛，4 日前经量稍增。口干乏力，纳谷不香。舌红胖，苔薄白，脉细。症属气阴两虚，冲任失调。治则：益气养阴，调理冲任。自拟益气固冲汤治之：太子参 30 克，制黄精 15 克，女贞子 12 克，墨旱莲 15 克，当归身 6 克，炒白芍 12 克，大生地黄 15 克，炒黄芩 9 克，牡丹皮炭 9 克，贯众炭 12 克，地榆炭 12 克，谷芽、麦芽各 15 克，陈皮 5 克，炙甘草 5 克，5 剂。服药第 3 天经净，纳谷渐香。以后又用上方加减，调治至下月经行正常，诸症悉平。[中医文献杂志，2008，26（3）：303]

按：本案为中医妇科专家唐锡元先生治验录。本例患者系一青春期女性，其月经周期、经期、经量已严重紊乱，属中医"崩漏"范畴，由于经血淋漓不尽已达1个月之久，难免损耗阴血。另因气随血耗，必致气亦虚。故经量少、色暗红、口干乏力、纳呆、舌红胖、苔薄、脉细等一派气阴两虚之征象，阴虚则生内热，热扰冲任，冲任不固，不能制约经血，故月经淋漓无期，不能自止。因此治疗以益气养阴，固冲止血为原则。予制黄精、太子参益气；女贞子、墨旱莲滋补肾阴；当归、白芍、生地黄滋阴养血；辅以炒黄芩、牡丹皮炭、贯众炭、地榆炭凉血固冲止血；陈皮、谷芽理气和中使补而不滞。崩漏的治疗离不开补气养血。补气能生血，补气能行血，补气能摄血。但补气之药，通常温燥，难免伤津耗阴。因此，唐锡元老先生在临诊中喜用、善用制黄精与太子参。他认为制黄精具有补中益气、滋阴填精作用，是一味气阴双补之品。两药相配共奏补气生津之效。太子参具有补气健脾、养胃生津作用，是补气药中的一味清补之品，可补气而不伤阴，补气而不忘填精，并且整个处方能兼顾补气而不碍胃，补气而不留滞。故脾胃和，气血生，肾精沛，则经血按期而潮。

蒙药八味狼毒散治乳腺增生

◎黄精、瑞香狼毒、酸模、多叶棘豆、天冬、石菖蒲各 15 克，姜黄、生草乌各 100 克，共研细末，备用。每用蛋清或陈醋将 20 克药末调成糊状，均匀涂于纱布上，厚 0.5 厘米，外敷患处，每日 1 次，9 次为 1 个疗程。

妙用黄精治小儿病

黄精善治小儿厌食症

【病案举例】李某，女，12岁。1995年3月21日初诊。主诉：1年来食欲缺乏消瘦明显。现周身乏力、面色萎黄十余日，靠输液维持生存，肝功能、血细胞沉降率等检验检查均正常。B超、胃肠造影无器质性病变，仅见肠蠕动缓慢。西医诊断为"神经性厌食症"，曾服多种助消化药无效，体重24千克，舌质淡苔薄，脉微细，中医辨证为胃阴不足脾失健运。治宜：健脾养胃。处方：黄精10克，焦白术6克，砂仁6克，草豆蔻6克，建曲6克，千母藁10克。连服12剂，病情明显好转，食欲大增，食后稍感腹胀，前方加枳壳6克，连续服用1个月后，体重增加7千克，精神食欲均好。以后临床治疗此类患儿采用该方均取得了良好效果。

按：小儿厌食症是临床常见病，由于此类患儿多属脾虚胃弱，故治疗时不宜用消导克伐之剂，否则必犯虚虚之戒，宜在健脾和胃的同时调养气血。黄精味甘性平入脾、肾、肺经，具有气血双补之效，特别对脾胃气阴不足所致的纳少、倦怠疗效更佳。

健脾补血汤治小儿缺铁性贫血

◎黄精 15 克，黄芪 15 克，当归 10 克，熟地黄 10 克，白芍 10 克。水煎服，每日 1 剂。具有养阴，补气，生血之功效。主治小儿营养性缺铁性贫血，属肝肾阴虚兼气虚型，症见面色淡白，两颧嫩红，目眩耳鸣，倦怠乏力，腰腿酸软，潮热盗汗。用此方治疗 171 例，痊愈 134 例，显效 31 例，有效 4 例，无效 2 例，总有效率为 98.83%。[北京中医，1997（4）：27]

黄精百部治小儿百日咳

◎黄精、百部各 9 克，天冬、麦冬、射干、百合、紫菀、枳实各 6 克，甘草 3 克。水煎服，每日 1 剂。治小儿百日咳，久咳不愈。

黄精大枣丸治小儿五迟、五软

◎黄精 1000 克，煨大枣 120～180 克。焙干研末，炼蜜为丸，黄豆大。每次 6 克，每日 3 次，开水调服。治小儿五迟、五软。（《草药手册》，1970）

注：五迟是指立迟、行迟、发迟、齿迟和语迟，为小儿生长发育迟缓

的疾病。五软指小儿头软、颈软、手足软、肌肉软、口软。多发生于五六岁以内的小儿，为小儿时期生长发育障碍疾病。

黄精炖蜜治小儿下肢痿软

◎黄精30克，冬蜜30克。开水炖服，每日1剂。用于治疗小儿先天不足，下肢痿软。（《闽东本草》）

黄精炖冰糖治小儿蛲虫病

◎黄精24克，冰糖30克，炖服。用于治疗小儿蛲虫病，肛门奇痒难忍。[福建中医药，1965（6）：44]

玉竹黄精饮治小儿蛲虫病

◎黄精、玉竹各10～15克。用法：上药加水浸泡60～90分钟，然后放在锅里隔水蒸30分钟，去渣服汤；再将药渣用上法蒸2次，分2次服下，每日1剂，连服3日。具有益气滋阴、杀虫止痒之功效。主治蛲虫病，肛门、会阴部瘙痒，睡眠不安，食欲缺乏，恶心呕吐，腹泻。临床报道，用本方治疗54例，52例治愈。[中级医刊，1995（7）：56]

下篇
妙用黄精
治 百 病
妙用黄精治皮肤病

润肤止痒粥治皮肤瘙痒

◎黄精 15 克，炙何首乌 15 克，百合 9 克，白果 6 克，大枣 10 枚，粳米（糙米）1 杯，蜂蜜适量。

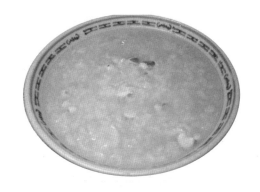

制作：将炙何首乌、黄精放入纱布袋内。锅内加 12 杯水与上述药材、粳米熬煮成粥，待凉后加入蜂蜜调味后即可食用。具有补血养肝、滋阴润燥、止肤痒之功效。适用于皮肤干燥、瘙痒脱屑、大便干燥等属肝肾不足者。

黄精粗制液治疗癣菌病

◎取黄精捣碎，以 95%酒精浸 1～2 日，蒸馏去大部分酒精，使之浓缩，加 3 倍水，沉淀，取其滤液，蒸去其余酒精，浓缩至稀糊状，即成为黄精粗制液。使用时直接涂搽患处，每日 2 次。一般对足癣、股癣都有一定疗效，尤以对足癣的水疱型及糜烂型疗效最佳。对足癣的角化型疗效较差，可能是因真菌处在角化型较厚的表皮内，而黄精无剥脱或渗透表皮能力之故。黄精粗制液搽用时无痛苦，亦未见变坏的不良反应，缺点是容易污染衣服。

按：黄精有抗真菌作用。药理研究表明，黄精醇提水溶液 2％以上浓度便开始对多种真菌有抑制作用，如黄色毛癣菌、红色表皮癣菌等，其水提取物对石膏样毛癣菌及考夫曼 - 沃尔夫表皮癣菌有抑制作用，但有报道其 10％煎剂似对羊毛样小孢子菌有轻度的抑制作用，而对其他多种真菌无效。

黄精醋治手足癣

◎黄精 60 克，蛇床子、地肤子、白鲜皮、石榴皮、苦参各 30 克，明矾 15 克，生大蒜（去皮打破）3～4 头，共放入搪瓷盆中，以镇江香醋 3 瓶（1500 克）浸泡 2 日后，每日将患部浸入药液中 2 小时（浸泡时间愈长愈好），连浸 10 日为 1 个疗程。一般治疗 1～2 个疗程即可痊愈。有效率达 95％以上。治疗期间，药盆在每次浸用后，必须加盖盖好，寒冷季节必须将药液加热到适宜温度方可浸用。患部禁用肥皂、洗衣粉等碱性物品。

　　按：手足癣是临床常见的皮肤病。中医学称生于手部者为"鹅掌风"，生于足部者为"脚气""脚湿气"。侵犯指（趾）甲者为"灰指（趾）甲"。患部表现为皮肤粗糙附有层状鳞屑，边界清晰伴有不同程度的瘙痒。夏秋季节常因水疱搔破糜烂而感染，冬季则易发生皲裂且顽固难以治愈。有时治愈后常因再感染而复发。

黄精大蒜醋泥治甲癣

　　◎甲癣俗称"灰指（趾）甲"多因患手、足癣日久而继发使损害之爪甲枯灰变形。可用黄精、生大蒜（去皮）各等份，共捣烂如泥，再加食醋适量调匀，装贮于瓶中加盖盖好备用。治疗前先以温水浸泡患部，用刀修去枯灰变形之爪甲，每晚以黄精、大蒜泥敷于病甲上，外用塑料薄膜包扎好，翌晨去之，以清水洗净。1个月为1个疗程。一般治1～2个疗程可愈，有效率达86.5％。治疗期间禁用碱性物品洗擦患部，同时治疗手癣、足癣以免重复感染。

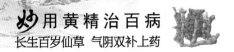

黄精白鲜皮治头癣

◎黄精60克，白鲜皮、川楝子、蛇床子、苦参各30克，明矾15克。水煎取浓汁加入与药汁相等量的食醋和匀，以5～6层纱布块蘸药液湿敷患部30分钟（每5分钟更换1次敷料），每日2次，10日为1个疗程。一般治1～2个疗程可愈。有效率为95％以上。治疗前必须将患部头发剃去或齐发根剪短。治疗期间禁用肥皂等碱性物品洗擦患部。

按：头癣，又称"白癣""白秃疮"。好发于头部，患部头皮出现大小不等的灰白色圆形脱屑斑，斑上头发根部有白色鞘围绕头发易折断。如见秃发尚能再生；如患部感染化脓后留有瘢痕头发则不易再生。

黄精丁香百部汤治癣疾

◎黄精30克，丁香10克，百部10克。煎水外洗。具有杀菌止痒，治足癣、体癣之功效。（《新编常用中草药手册》）

黄精治神经性皮炎

◎黄精适量。切片，九蒸九曝。早晚嚼服，每次15～30克。用于治

疗神经性皮炎。(《湖北中草药志》)

 ## 醋调二黄紫草槿皮散治银屑病

◎黄精、黄柏、紫草、土槿皮各等份，焙干研成粉末，瓶装备用，每取适量以醋调糊，涂敷患部，每日换药 1 次，15 日为 1 个疗程。一般治 1～2 个疗程可愈。有效率为 82.6%。治疗期间患部不宜搔抓或用热水烫洗，忌食鱼、虾、酒、辛辣等刺激性食品。

按：顽癣又称"干癣""牛皮癣"，现代医学称为"神经性皮炎"。患部皮肤粗厚如牛皮，始有奇痒，搔抓后渐呈针头大小、圆形或多角形扁平丘疹，渐密集成苔癣样块。皮色如常或微红干燥，坚硬，好发于颈部、腋窝、肘窝等处。重者可播散全身如前臂、小腿伸侧、眼、耳四周等部位。其病程较长，反复发作，常数年不愈。

 ## 首乌黄精生发汤治脱发

◎何首乌 20 克，黄精 15 克，鸡血藤 20 克，桃仁 20 克，大胡麻 20 克，全当归 15 克，枸杞子 15 克，侧柏叶 15 克，楮实子 15 克，冬虫夏草 10 克，炙甘草 10 克。水煎服。每日 1 剂，每日服 2～3 次，半个月为 1 个疗程。

具有益肾精、养肝血、凉血热之功效。主治脱发。随症加减：失眠多梦者，加柏子仁、酸枣仁、首乌藤各 15 克；头晕耳鸣者，加天麻、菟丝子、覆盆子、野菊花各 10 克；头皮瘙痒、脱屑者，加白蒺藜、生地黄各 12 克。(《治验百病良方》)

按：方用何首乌、黄精、鸡血藤、楮实子、冬虫夏草、全当归、桃仁、枸杞子、炙甘草等益肾精，养肝血；侧柏叶凉血清热。诸药合用，共奏益肾精、养肝血、凉血热之功。用本方治疗脱发 93 例，治愈 86 例，好转 5 例，无效 2 例。用药时间一般为 2～7 个疗程，平均为 5 个疗程。治疗过程中未见不良反应。

🪷 新制生发汤治脱发

◎制何首乌 24 克，黄精 15 克，熟地黄 15 克，侧柏叶 15 克，枸杞子 12 克，骨碎补 12 克，当归 9 克，白芍 9 克，大枣 5 枚。用法：水煎服。每日 1 剂，每日 2 次。1 个月为 1 个疗程。具有补肾精、益肝血之功效。主治脱发。(《名医治验良方》俞长荣经验方)

按：方用熟地黄、黄精、骨碎补，补肾精；当归、制何首乌、白芍、大枣，益肝血；侧柏叶，凉血清热。合而用之，共奏补肝肾、益肝血之功。临床报道，曾治疗 10 余例脱发患者，均有效果，对青年女性患者疗效更显著。一般服 20 余剂，脱发可控制，连服 1 个月后，新发即可逐渐长出。

 复方黄精黑豆汤治脱发

◎黄精 15 克，补骨脂 12 克，炒黑大豆 30 克，熟地黄 15 克，制何首乌 30 克，苦参片 15 克，白鲜皮 12 克，蝉蜕 6 克，白术 10 克，防风 10 克，陈皮 6 克，甘草 6 克，生黄芪 15 克。水煎服。每日 1 剂，每日 2 次。具有养血祛风之功效。主治继发性脱发。(《程氏医学笔记》谢新建经验方)

按：方用补骨脂、炒黑大豆、熟地黄、黄精、何首乌益肾养肝；白术、黄芪益气健脾；蝉蜕、白鲜皮、防风祛风止痒；苦参清热利湿；陈皮理气；甘草解毒，调和诸药。诸药合用，共奏益肾养肝、祛风益气之功。临床报道，曾治 3 例，均获痊愈。一般连服 50 ～ 60 剂可愈。

下 篇
妙用黄精
治 百 病

黄精治杂病精方选粹

🌸 黄精花粉治老年口干症

◎黄精15克，天花粉12克，乌梅10克，玉竹30克，五味子5克。水煎，每日1剂，7日为1个疗程。用于老年人阴虚津伤、夜间口干作渴。

🌸 赤小豆黄精乌鸡汤治水肿胀满

◎乌骨鸡1000克，赤小豆150克，黄精20克，陈皮10克，盐4克。

制作：赤小豆、陈皮用水浸透，洗净；黄精洗净；乌鸡宰杀，去毛和内脏后洗净；汤煲内注入适量清水，上火烧开，将乌鸡、赤小豆、黄精、陈皮同放锅内；煮开后撇净浮沫，改用中火煮3小时，加入盐调味即可。具有健脾益气、利水消肿之功效。适用于有水肿胀满、脚气水肿、营养不良性水肿等症状者。

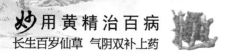

九转黄精丹治缺铁性贫血

◎当归、黄精各 1000 克。用法：上药用黄酒 1000 毫升浸透，蒸黑为度，共为细粉，炼蜜为小丸。每服 9 克，温开水送下。具有补血益气之功效。主治缺铁性贫血属气血两虚型。症见身体衰弱，面黄肌瘦，饮食减少，食欲缺乏，心悸失眠，头晕目眩，神疲乏力，舌质淡、苔薄白，脉细弱。（《心血管病血液病实用方》）

黄精当归鸡蛋汤治血虚

◎黄精 20 克，当归 12 克。水煎，再用 2 个煮熟鸡蛋去壳，放入药汤再煮，饮汤吃蛋。对血虚、面色萎黄无光泽者有较好作用。

黄精糖浆治白细胞减少症

◎黄精 2 份，大枣 1 份。制成 100% 煎剂口服，每次 20 毫升，每日 3 次。《国家药典实用中药手册》载：用浙江产黄精制成 100% 糖浆（每毫升含黄精 1 克），口服，每次 10 毫升，每日 3 次，4 周为 1 个疗程。共治白细胞减少症 40 例，显效 11 例，有效 18 例，无效 11 例，总有效率 72.5%。

二黄汤治白细胞减少症

◎制黄精 30 克，黄芪 15 克，炙甘草 6 克，淡附片、肉桂各 4.5 克。水煎服，每日 1 剂。用于治疗白细胞减少症。（《安徽中草药》）

黄精枸杞煎治腰脊酸痛

◎黄精 30 克，枸杞子 15 克。水煎服，每日 1 剂。用于治疗肾虚精亏之腰脊酸痛等症。（《方药传真》陈克忠经验方）

黄精黑豆治肾虚腰痛

◎黄精 250 克，黑豆 60 克。煮食，每日 1 剂。对肾虚腰脊酸痛者有良效。（《湖南药物志》）

黄精治痹痛外伤

验方 1 治风寒湿痹，手足拘挛

◎老虎姜、百尾笋各 15 克。煎水洗。（《贵州草药》）

注：百尾笋为贵州民间常用的方药。百合科多年生草本植物万寿竹的根及根茎，分布于贵州、四川等地。生长于低山区林下阴处。夏、秋季采收，洗净，

鲜用或晒干。性温、气无，味淡而黏，无毒。具润肺止咳、健脾消积之功效。煎汤内服或捣敷外用。主治虚损咳喘，痰中带血，肠风下血，食积胀满。

验方2 治劳伤跌损

◎老虎姜60克，泡酒服。（《贵州草药》）

验方3 治骨折

◎黄精、小九龙盘（即观音草）各1把。拌酒捣绒，先将骨折复位，再包上药，后上杉木皮夹板，每日换药1次。（《贵州民间药物》

黄精蔓荆子散补肝明目

◎黄精500克，蔓荆子（淘）250克。同和，九蒸九曝后，共研为末。每次空腹以米汤送服6克，每日2次。具有补肝明目之功效。治眼目昏花、干涩畏光，久服可延年益寿。（《圣惠方》）

黄精黑豆治近视

◎黄精350克，黑豆50克，白糖75克，制成每毫升含黄精1克的糖浆，每次20毫升，每日2次；或每日用制黄精50克，黑豆10克，分2次水煎服，服前加黄酒10毫升。[河南中医，1981（6）：40]

《千家妙方》系列科普书火爆热卖

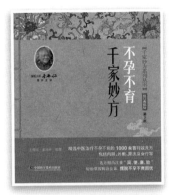

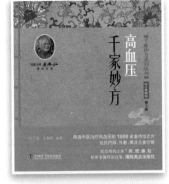

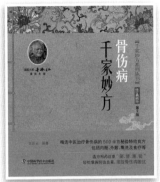

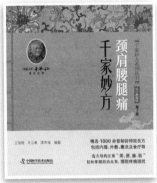

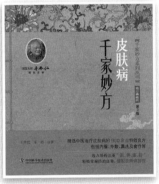

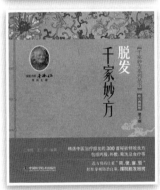

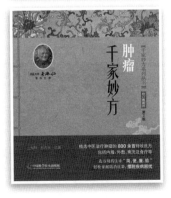

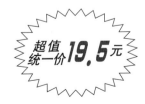

巧用千家验方　　妙治各科百病

《颈肩腰腿痛千家妙方》

《不孕不育千家妙方》

《高血压千家妙方》

《骨伤病千家妙方》

《皮肤病千家妙方》

《肿瘤千家妙方》

《脱发千家妙方》

超值统一价 19.5 元

《食物妙用》系列科普书火爆热卖

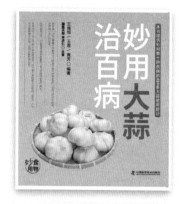
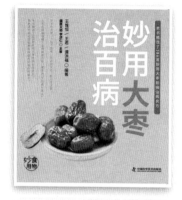
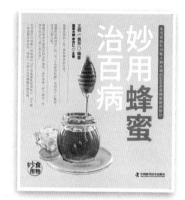
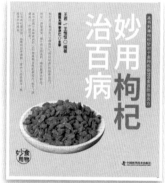
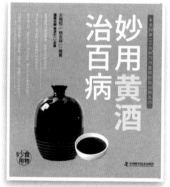
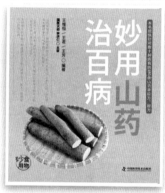
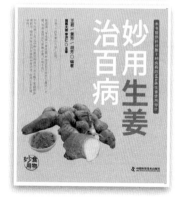

妙食用物

药食同源，食疗妙方数百首
食养为先，巧用食物治百病

《妙用大蒜治百病》　　　《妙用大枣治百病》

《妙用蜂蜜治百病》　　　《妙用枸杞治百病》

《妙用黄酒治百病》

《妙用山药治百病》

《妙用生姜治百病》

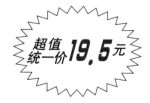

超值统一价 19.5 元